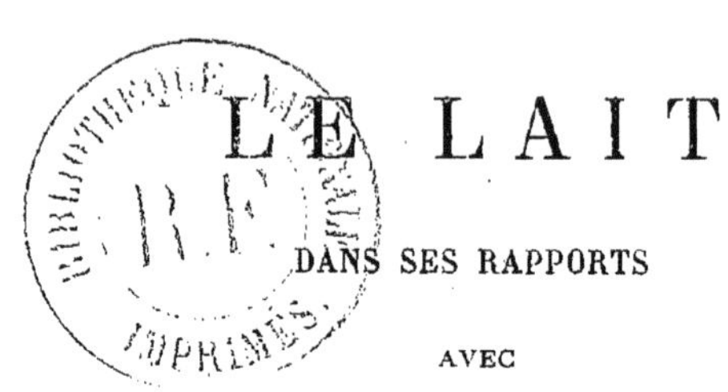

LE LAIT

DANS SES RAPPORTS

AVEC

LA FIÈVRE MÉDITERRANÉENNE

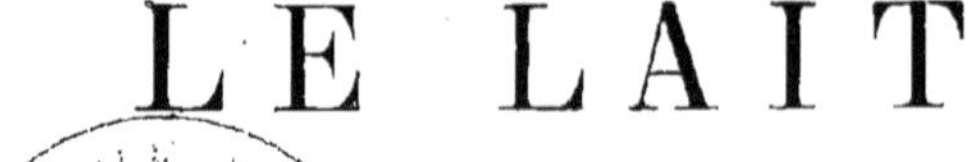

LE LAIT

DANS SES RAPPORTS

AVEC

LA FIÈVRE MÉDITERRANÉENNE

PAR

Le Dr Pierre GODARD

Élève de l'École du service de santé militaire,
Aide-major au 6e régiment d'infanterie coloniale.

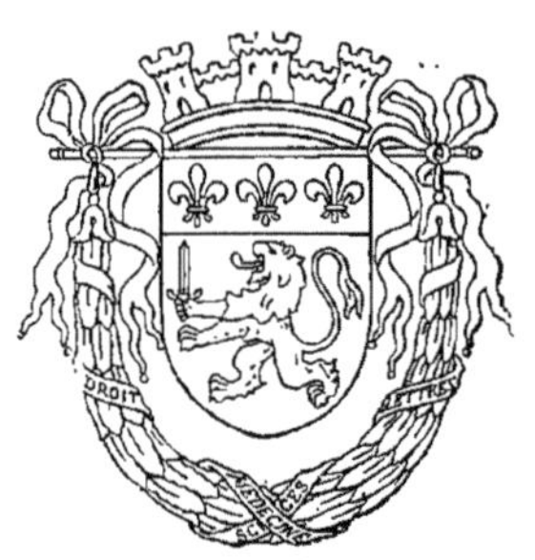

LYON

A. REY, IMPRIMEUR-ÉDITEUR DE L'UNIVERSITE

4, RUE GENTIL, 4

—

1916

A MON PÈRE, A MA MÈRE

Faible témoignage de mon infinie tendresse et de ma profonde reconnaissance.

MEIS ET AMICIS

A MES JUGES

A MES MAITRES

de la **Faculté** de médecine de **Nancy**,
de la **Faculté** de médecine de **Lyon**
et de l'**Ecole du Service** de **Santé militaire**

A NOS AMIS

LES

DOCTEURS BILLOT, BOZELLEC ET DREYFUSS

A MES CAMARADES

MORTS AU CHAMP D'HONNEUR

A Monsieur le Professeur Ch. PORCHER

Professeur de Chimie à l'Ecole Vétérinaire,
Chevalier de la Légion d'honneur.

Il nous guida dans l'élaboration de ce travail, mettant à notre disposition sa profonde science et ne nous ménageant ni son temps, ni sa peine. Nous sommes heureux de le remercier ici de son aide précieuse et de lui exprimer toute notre gratitude.

A mon Président de thèse

Monsieur le Professeur WEILL

Professeur de Clinique infantile à la Faculté de Lyon,
Médecin des Hôpitaux,
Chevalier de la Légion d'honneur.

Nous le remercions bien vivement du grand honneur qu'il nous fait aujourd'hui en présidant notre thèse.

Au Docteur GIUDICE

Médecin major des Troupes coloniales,
Médecin chef du 6e Régiment d'Infanterie coloniale,
Chevalier de la Légion d'honneur.

Il fut toujours pour nous un chef plein de bienveillance et un parfait camarade. Qu'il nous permette de lui exprimer ici toute notre reconnaissance.

Au Docteur VICHERAT

Médecin aide-major au 113e de ligne.

C'est à son talent que nous devons les dessins qui illustrent cet ouvrage. En même temps que nous l'en remercions, nous lui rappelons les heures de danger passées ensemble, heures pendant lesquelles s'est confirmée notre vieille amitié.

LE LAIT

DANS SES RAPPORTS

AVEC

LA FIÈVRE MÉDITERRANÉENNE

AVANT-PROPOS

La publication de ce travail, qui devait paraître à la fin de l'année 1914, a été retardée par la guerre. Nous espérons, toutefois, qu'il sera ce que nous aurions désiré qu'il fût à cette époque, une relative mise au point de la question posée par son titre même.

Les mémoires et les travaux originaux qui ont été publiés sur la fièvre méditerranéenne sont fort nombreux ; la bibliographie en est surtout anglaise, italienne et française, et la part des Allemands dans l'étude de cette affection est très réduite, sinon négligeable.

Nous ne saurions les citer tous ici, et nous nous contenterons d'en extraire ceux des plus importants qui apportent quelque contribution à l'étude du *rôle de premier ordre que joue le lait dans l'étiologie et la propagation de la fièvre méditerranéenne.*

Parmi les maladies microbiennes transmissibles de l'animal à l'homme, il n'en est pas une, en effet, chez laquelle on saisisse mieux la nature, le sens vrai et l'importance des relations épidémiologiques qui unissent celui-ci à celui-là ; il n'en est pas une chez laquelle les circonstances étiologiques pour l'espèce humaine peuvent se simplifier à un point tel qu'elles se ramènent, dans la presque totalité des cas, à l'ingestion de lait infectant.

Entre toutes les maladies des animaux susceptibles de se transmettre à l'homme par le lait, c'est la tuberculose qui, jusqu'ici, nous préoccupait le plus.

L'attention fut attirée également, et de bonne heure, sur les dangers que pouvait offrir un lait porteur des germes de la fièvre typhoïde, de la diphtérie, de la scarlatine, de la rougeole, etc., mais ce n'est que tout récemment que le lait considéré comme *un agent presque exclusif de contamination* d'une maladie microbienne a pris toute l'importance que son étude hygiénique réclamait.

Les rapports du lait et de la maladie sont très étroits dans la fièvre méditerranéenne, et l'objet du présent travail est de chercher à les mettre en relief d'une manière telle que les indications prophylactiques à formuler en découleront naturellement.

Voici les titres des chapitres qui suivent :

CHAPITRE PREMIER

I

LES DIVERSES DÉNOMINATIONS DE LA FIÈVRE MÉDITERRANÉENNE

La fièvre méditerranéenne est une pyrexie causée par la présence dans l'organisme du *micrococcus melitensis* de BRUCE ; elle est commune à l'homme et aux animaux. Sa symptomatologie déconcertante, son étiologie longtemps demeurée obscure, ont retardé le jour où elle devait être reconnue comme une entité morbide bien spéciale. Comme pour compléter le mystère qui entourait la maladie, on lui a donné les dénominations les plus diverses, si bien que la fièvre méditerranéenne est certainement l'une des affections qui comporte le plus d'appellations synonymes.

Les uns la désignent sous un nom qui rappelle la symptomatologie :

Petite fièvre typhoïde ou simplement *petite fièvre*, *adéno-typhus*, *typhoïde intermittente*, *pseudo-typhus*, *iléo-typhus à forme sudorale*, *forme anormale atypique de l'iléo-typhus*, *fièvre typho-malarienne*, *fièvre continue épidémique. fièvre continue simple de longue durée, fièvre subcontinue paroxystique*, **fièvre ondulante**. SCHOULL (1) en fait une *fièvre folle* et Ch. NICOLLE, une *fièvre capricieuse*.

LE DANTEC (2) la dénomme *fièvre caprine*, voulant rappeller ainsi l'origine animale habituelle de la maladie. Si l'on veut maintenant mettre en cause l'agent microbien qui la détermine, nous l'appellerons, avec EYRE, *septicémie à melitensis ;* avec CHAUFFARD, *mélitose ;* avec WIDAL, **mélitococcie**.

D'autres auteurs préfèrent donner à la maladie le nom de la ville ou de la région où ils l'ont observée et c'est ainsi qu'à côté de l'appellation de **fièvre méditerranéenne** due à BURNETT, nous voyons les noms de *Rock of Gibraltar fever. fièvre de Naples, fièvre de Chypre, fièvre du Levant. fièvre du Danube. fièvre de Livourne, fièvre de Barcelone. fièvre de Santarem*, **fièvre de Malte**.

Cette dernière dénomination, très employée il y a quelques années, a provoqué une note diplomatique communiquée par le Gouverneur de Malte au Gouvernement français. Il y était fait remarquer qu'une telle appellation pouvait nuire aux intérêts commerciaux de l'île et que de plus elle était inexacte. la maladie étant répandue dans toute la région méditerranéenne.

L'Académie de Médecine, avisée par le Ministre de l'Instruction publique, adopta, sur la proposition de

(1) SCHOULL, De la fièvre méditerranéenne *(Bull. de l'Hospice civil de Tunis*, 1903.

(2) LE DANTEC, *Traité de Pathologie exotique*. 3e édition.

M. Widal (3), le terme de mélitococcie. Néanmoins, la plupart des auteurs, bien que délaissant la dénomination de fièvre de Malte, n'emploient guère ce terme de mélitococcie et préfèrent généralement celui de fièvre méditerranéenne, qui semble prévaloir.

La distribution géographique de la maladie justifie pleinement, comme nous allons voir, l'épithète méditerranéenne. Dans les pages qui suivent, nous étudierons l'aire géographique de la maladie ; nous publierons quelques cartes. Celle du bassin méditerranéen montrera que les régions infectées forment un vaste cercle qui circonscrit entièrement notre mer intérieure.

II

UN PEU D'HISTORIQUE

Pendant la guerre de Crimée, on observa chez les blessés soignés dans les hôpitaux de Malte une curieuse maladie, caractérisée par une fièvre continue à type irrégulier, accompagnée de sueurs profuses et rebelle à tout traitement, dont rien ne pouvait enrayer l'extension (4).

En 1859, Marston (5) fit le premier une description de cette nouvelle maladie et lui donna le nom, en 1861, de « mediterranean gastric remittent fever ». Plus

(3) Académie de Médecine, 7 février 1911.

(4) Sergent (E.), Revue générale sur la fièvre méditerranéenne. (*Rev. d'Hyg. et de Pol. Sanit.*, 1910, p. 821.

(5) Marston, Report of Fever in Malta (*J. Roy. Arm. Med. Corps.*, 1863).

tard, en rapprochant la description de MARSTON d'une description retrouvée dans les Archives du corps de Santé de la Guerre et de la Marine, et d'une autre qui figurait dans les Compte-Rendus de l'occupation de Malte par Bonaparte, on a prétendu trouver traces de la maladie au début du XIXe siècle.

MARSTON avait mis, quoi qu'il en soit, les chercheurs sur la trace de la maladie qui, à partir de 1861, est signalée par de nombreux auteurs *à Malte d'abord*, puis en Italie, à Chypre, à Gibraltar.

Mais il faut arriver à 1887 pour trouver, comme dit VIGANO (6) « une borne milliaire » dans l'histoire de la fièvre méditerranéenne.

En septembre 1887, en effet, BRUCE (7-8) rencontre dans la pulpe splénique d'un Méditerranéen l'agent de la maladie, le *micrococcus melitensis*.

L'agent spécifique trouvé, l'étude de la maladie aurait dû singulièrement en être facilitée. Il n'en fut rien, car si l'on connaissait le microbe, c'est-à-dire la cause réelle de l'affection, la façon dont il pouvait pénétrer dans l'organisme, ce que nous appellerons l'*étiologie circonstancielle*, restait toujours une inconnue. Il y avait encore à répondre à cette question : *Comment l'homme se contamine-t-il ?*

Les uns pensaient à une origine tellurique (9).

D'autres incriminaient l'eau des puits, car l'on

(6) VIGANO, La *Febbre Melitense*, travail d'une riche documentation bibliographique.

(7) BRUCE, *Note on the Descovery of microorganism in Malta Fever. Practitioner*, London, sept. 1887.

(8) BRUCE, *The micrococcus of Malta Fever Practitioner*, avril 1888.

(9) Voir HAYAT, *Fièvre de Malte* (Th. méd. Montpellier, 1903).

remarqua qu'à Sousse il y avait plus de cas dans la ville haute où il y avait de nombreuses citernes que dans la ville basse qui en possédait fort peu.

Hughes pensait aux poussières (10), Capozzi à l'émanation des égouts.

Zammit, qui faisait partie de la Commission anglaise chargée de rechercher l'étiologie de la fièvre méditerranéenne, fait piquer en 1904 par un *Stegomya fasciata* (11) un méditerranéen au cours d'une rechute grave et, deux jours après, offrit à la piqûre du même moustique un singe qui donna ultérieurement une réaction agglutinante. C'est en vain qu'après lui, Horrocks et Kennedy (11), Ross et Murray-Levick (11), répétèrent ces expériences ; d'autres travaux ont montré qu'il était très difficile d'incriminer le *Stegomya fasciata* comme agent de propagation ainsi d'ailleurs que les *Culex* et les *Pediculi*.

Zammit achète six chèvres pour faire quelques expériences et a l'idée d'examiner leur sérum. Cinq d'entre elles ont un sérum qui agglutine le *micrococcus melitensis; leur lait contient le microbe spécifique*. Deux chèvres ont celui-ci dans le sang, une, dans l'urine ; un singe inoculé avec le sérum tombe malade. De là à penser au lait comme agent de propagation de la maladie, il n'y avait qu'un pas. Une seconde « borne

(10) Hughes, Investigations into the etiology of mediterranean Fever (*Lancet*, 1892).

(11) Travaux de la Commission anglaise de la Fièvre méditerranéenne. Ils sont bien analysés dans le *Bull. Inst. Pasteur* ; les 1re et 2e parties en 1905, p. 498 ; la 3e partie en 1905, p. 1001 ; la 4e partie en 1906, p. 521 ; les 5e, 6e et 7e parties en 1907, p. 745. Les auteurs principaux qui ont pris part à ses travaux sont Horrocks, Zammit, Shaw, Basset-Smitt, Kennedy et Eyre.

milliaire » était trouvée, et une prophylaxie efficace allait naturellement découler de cette précieuse et précise notion d'étiologie.

III

AIRE DE DISPERSION DE LA FIÈVRE MÉDITERRANÉENNE

De Malte, que nous verrons plus tard être vraisemblablement le foyer primitif de la maladie, le mal semble avoir rayonné et gagné, étape par étape, les îles et tout le littoral.

L'affection, couramment observée à Gibraltar, a gagné l'Espagne (Aragon, Barcelone, Madrid, Murcie, Malaga, Tolède, Cadix, les Baléares), et BETTENCOURT (12) a même signalé quelques cas en Portugal.

Dans le Sud-Est de la France, la maladie, maintenant bien connue, y a causé de sévères épidémies, et nous étudierons plus tard avec quelques détails la zone contaminée. En Italie, la fièvre méditerranéenne est fréquente, surtout dans les provinces méridionales : Sardaigne, Sicile, Calabre, Campanie, Abruzzes, Pouille ; mais on l'observe aussi de temps en temps dans les provinces septentrionales : Piémont (Turin), Lombardie (Milan), Vénétie (Padoue, Venise), Ligurie, Toscane (Livourne), Latium (Rome), Ombrie, Emilie.

De l'autre côté de l'Adriatique, elle a envahi les provinces autrichiennes d'Istrie (Trieste) et la Dalmatie.

On l'a rencontrée sur les rives du bas Danube, en

(12) BETTENCOURT, Sur l'existence de la fièvre de Malte en Portugal *(Arch. do Instituto bact. Camara Pestana*, n° 2, 1911).

Carte I.

LA FIÈVRE MÉDITERRANÉENNE

DANS LE BASSIN DE LA MÉDITERRANÉE

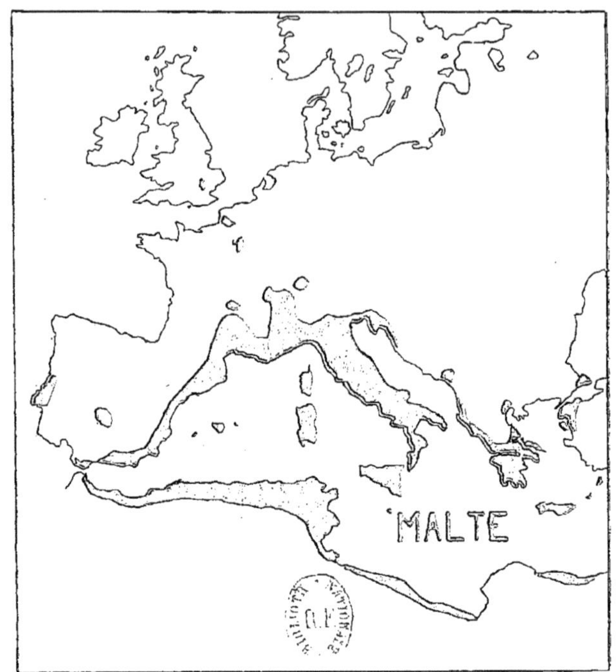

Carte dressée par Ch. Porcher et P. Godard.

Grèce (Athènes, Céphalonie, Salonique), en Turquie (Constantinople), dans les îles (Chypre, Crète, Corfoue, Chio), en Asie Mineure (Smyrne), en Syrie (Beyrouth), en Egypte (le Caire, Port-Saïd, Alexandrie), en Tripolitaine.

En Algérie (13-14) et en Tunisie, la fréquence de plus en plus grande de la maladie a été jusqu'à motiver en 1908 l'édiction de mesures spéciales. Le Maroc aussi est infesté et ferme à l'Ouest le cercle épidémiologique méditerranéen.

Mais il ne faudrait pas croire que la maladie soit limitée strictement au bassin méditerranéen. Elle a été peu à peu répandue dans le monde entier et actuellement on est surpris de retrouver la maladie dans des contrées lointaines, où jamais l'on n'avait soupçonné son invasion.

C'est ainsi que l'Afrique, outre sa partie septentrionale, possède des foyers de fièvre de Malte, en Afrique Occidentale française (Sénégal, Soudan, Congo), dans les Canaries, dans le Sud-Ouest Africain allemand, dans la Rhodésia, au Cap, dans l'ancien Transvaal et l'ancien Orange, dans le Basutoland, dans l'Afrique Orientale allemande, dans l'Ouganda.

En Asie, des cas ont été décelés dans l'Inde anglaise (Calcutta, Mir, Simla, Delhi); en Chine (Hong-Kong, Shanghaï); en Arabie (Aden); en Caucase et en Transcaucasie.

(13) SERGENT (E.) et BORIES, Etudes sur la fièvre méditerranéenne dans le village de Kléber (Oran) (*Ann. Inst. Pasteur*, 1908).

(14) SERGENT (E.), GILLOT et LEMAIRE, Etudes sur la fièvre méditerranéenne chez les chèvres algéroises en 1907 (*Ann. Inst. Pasteur*, 1908).

En Amérique, on a rencontré quelques cas. Aux Etats-Unis (Washington, Philadelphie, Louisiane, Nouvelle-Orléans, au Texas, en Arizona), au Brésil, dans les Antilles, au Vénezuela où la fièvre porte le nom de *fièvre de Caracas*, à Montevideo.

Les îles du Pacifique elles-mêmes ne sont pas indemnes, puisque l'on a signalé aux Fidji et aux Philippines des malades atteints de fièvre méditerranéenne.

En somme, c'est une maladie dont l'extension mondiale prend tous les jours, au fur et à mesure qu'on sait mieux la dépister, plus d'importance.

En France, la zone où sévit actuellement la fièvre méditerranéenne forme sur une carte une large tache qui dessine comme une écharpe sur la région Sud-Est avec trois îlots en Auvergne, en Picardie, et dans la région parisienne.

Dans trois départements, la maladie a eu de véritables poussées épidémiques et ce sont ces départements où la fièvre de Malte est particulièrement fréquente que l'on a représenté avec des hachures plus serrées sur la carte (carte III). Ce sont le Gard et son voisin l'Hérault, et, en pleine Méditerranée, la Corse. L'étude de la maladie dans le Gard fera ultérieurement l'objet d'un paragraphe spécial.

Dans les autres départements indiqués par des hachures moins serrées, on n'a observé que des cas sporadiques. Une remarque, cependant, s'impose : tout le littoral méditerranéen français est contaminé et l'aire française de la maladie fait immédiatement suite par l'Est à l'aire italienne et se continue à l'Ouest, en Espagne.

Carte II.

LA FIÈVRE MÉDITERRANÉENNE DANS LE MONDE

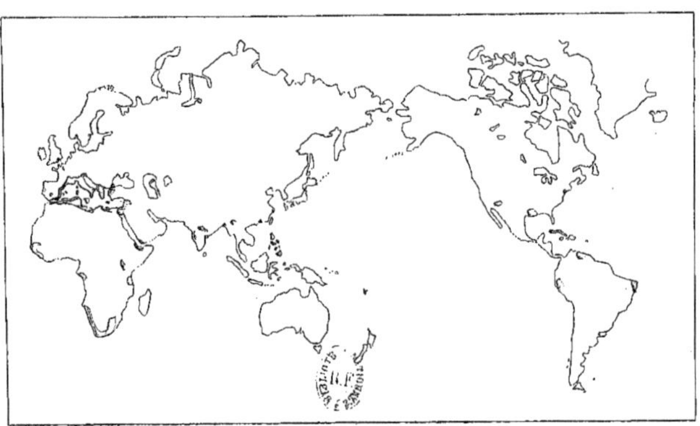

Carte dressée par Ch. PORCHER et P. GODARD.

CHAPITRE II

LE *MICROCOCCUS MELITENSIS* — SON ASPECT SES CULTURES — SA VITALITÉ

Le *Micrococcus melitensis* est un coccus très petit, rond ou légèrement ovale, de 0 μ4 de diamètre isolé ou en diplocoques, plus rarement en petites chaînettes.

Il est immobile, n'a pas de cils, ne donne pas de spores.

Il se colore avec les couleurs basiques d'aniline, mais il ne prend pas le Gram. Le bleu de méthylène et la fuchsine donnent les meilleurs résultats.

Le *M. melitensis* est aérobie, mais il se développe aussi en milieux anaérobies.

Il pousse en général lentement, même à la température de l'étuve. La température optima est 37 degrés ; au-dessous de 6 degrés et au-dessus de 45 degrés le développement cesse.

Le *M. melitensis* préfère les milieux faiblement acides (15).

(15) MOHLER et EICHHORN, Malta fever with special references to its diagnosis and control in goats. *Report of the Bureau of Animal Industry*, 1911, p. 119.

Sur gélose, et mieux sur gélose glycérinée à 5 pour 100, les colonies apparaissent après un à deux jours, mais elles sont difficilement perceptibles à l'œil nu; au bout de deux à trois jours, elles ont l'apparence de très fines gouttelettes transparentes qui peuvent avoir 1 millimètre et demi de diamètre. Avec le temps, elles épaisissent et ont un aspect opalescent, puis la coloration passe à la teinte ombrée et au brun pâle, voire même un peu foncé.

La gélatine n'est pas liquéfiée ; le développement est lent.

Le *bouillon* n'est troublé qu'au bout de deux jours; le trouble est uniforme, sans voile à la surface. Au bout d'une semaine, il y a un dépôt au fond du tube et, après quatre semaines, la plus grande partie du liquide est claire, tandis que le dépôt est considérable; il est formé de chaînettes longues et courtes du micrococcus.

Le *M. melitensis* pousse dans le lait sans provoquer de coagulation. Dans le lait tournesolé, le développement est rapide en quarante-huit heures, tandis que la réaction du milieu devient nettement alcaline.

Sur pomme de terre, le *M. melitensis* pousse très difficilement.

Les cultures, dans des conditions favorables, gardent leur virulence pendant plusieurs mois et même plusieurs années.

A la chaleur humide, elles sont tuées, au bout de dix minutes, à la température de 60 degrés. C'est dire que la pasteurisation et a fortiori *l'ébullition et la stérilisation détruiront le microbe dans un lait infecté.*

Une chaleur sèche doit atteindre 90 à 95 degrés pour détruire la virulence.

Une lumière solaire vive tue le *M. melitensis* exposé en couches minces très rapidement en une ou deux heures; il résiste sept jours à la lumière diffuse.

Desséché, il conserve sa virulence pendant plusieurs mois. Une solution à 1 pour 100 de phénol le tue en cinq à dix minutes, à 1/2 pour 100 en une heure (Eyre). C'est dire que les solutions antiseptiques, surtout si elles sont employées chaudes, seront très efficaces, notamment celles des divers phénols et des composés analogues (crésols, crésyls, créolines, etc.), pour la désinfection des milieux contaminés.

D'après Horrocks (11), le *M. melitensis*, sur les vêtements de drap, de coton, résiste entre quinze et quatre-vingt jours; dans l'eau, il succomberait au bout d'une semaine.

Dans les échantillons de terre de fumier stérilisée et sèche, il se conserverait pendant deux mois à deux mois et demi.

Shaw (11) a constaté que le *M. melitensis* se conservait jusqu'à sept semaines dans l'urine stérilisée ou non.

Le *M. melitensis* put être retrouvé au bout de six jours dans de l'urine devenue fortement alcaline par la formation d'ammoniaque [Horrocks (11)].

L'alcalinité très marquée de l'urine non stérilisée qui peut s'altérer vite n'est donc pas très nuisible à la vitalité du microbe de Bruce.

Dans le lait, celui-ci se conserve également très longtemps.

Simond, Thibault et Brun (16) ont constaté que, dans le lait, le *M. melitensis* garde sa virulence 20 à 30 jours.

Neri (17) a constaté qu'à la température de la glace fondante, le microcoque de Bruce, émis naturellement avec le lait par une chèvre malade ou expérimentalement ajouté à du lait sain, même en petite quantité, se maintient vivant pendant plus de quarante jours. *Il est, par conséquent, dangereux de consommer du lait de chèvre non bouilli, ne serait-il que peu infecté, s'il a été conservé au froid pendant plusieurs jours.*

Shaw (11), en examinant des fromages faits avec du lait infecté, a retrouvé facilement le *M. melitensis* au bout de quarante-huit heures.

Les expériences de Neri et celles de P. Darbois, sur le même sujet, sont très suggestives.

D'après Neri, le microbe de Bruce peut conserver sa vitalité dans le fromage frais pendant assez longtemps, quarante-quatre jours au moins quand les germes sont très nombreux au début et deux semaines au moins quand ils sont rares. Les expériences ont été faites en mettant ces germes en présence d'une grande quantité d'autres espèces microbiennes, conditions sévères qui ne sont pas toujours réalisées dans les fromages ordinaires.

(16) Simond, Thibault et Brun. Propagation et Prophylaxie de la Fièvre ondulante en France (*VIe Congrès de l'Alliance d'Hyg. Sociale*, Marseille, 1910).

(17) Neri, Durée de la survie du *micrococcus melitensis* dans le lait et le fromage de chèvres (*L'Igiene moderna*, n°s 1 et 2, 1914 ; an. in *Off. Intern. d'Hyg. Publ.*, VI, 1914, 880).

P. Darbois (18) a résumé ainsi ses recherches expérimentales :

« 1° Le *M. melitensis* résiste à l'action de l'acide lactique dans le lait aussi bien et même mieux que le bacille tuberculeux réputé très résistant ;

2° Les *laitages frais* : crème, beurre, petit-lait, caillé, fromage blanc, fabriqués avec un lait contaminé peuvent contenir le *micrococcus melitensis* à l'état vivant pendant les trois premières semaines de leur fabrication et, pour cette raison, *leur consommation peut propager la fièvre méditerranéenne ;*

3° Au contraire, les fromages qui ne sont consommés qu'après une préparation longue de plus d'un mois, tels les fromages fermentés et en particulier le fromage de Roquefort dont la lente maturation exige trois mois, doivent être considérés comme parfaitement sains et incapables de transmettre la fièvre de Malte. »

La survie du *M. melitensis* est nulle dans le vin.

Toutes ces acquisitions expérimentales sont d'un grand intérêt, car elles nous montrent que le *M. melitensis* n'est pas un germe aussi fragile que pourraient le laisser croire son aspect coccique et son asporalution.

La concurrence microbienne, qu'elle se développe dans une urine qui s'alcalinise en s'altérant ou dans

(18) P. Darbois, Résistance du *micrococcus melitensis* pendant la fermentation lactique dans le laitage *(C. R. de la Soc. de Biol.*, 1911, t. I, p. 102.).

un lait envahi par la fermentation lactique et qui va se cailler ne l'atteint guère.

Les enseignements que nous pouvons retirer de ces observations donnent toute leur clarté aux circonstances étiologiques qui mettent l'organisme à infecter sous la dépendance du microbe spécifique.

CHAPITRE III

SYMPTOMATOLOGIE
DE LA FIÈVRE MÉDITERRANÉENNE

I. — CHEZ L'HOMME

A vrai dire, la fièvre méditerranéenne n'a pas de symptomatologie propre ; dans sa forme la plus habituelle, elle ressemble à une fièvre typhoïde et bien souvent c'est l'irrégularité des symptômes et la bizarre évolution de la maladie qui amènent le clinicien à soupçonner l'infection mélitococcique. Rarement, on en fait le diagnostic d'emblée, si bien que CANTALOUBE (18) a pu dire : « Le diagnostic de la fièvre méditerranéenne n'est pas un diagnostic « à bout de nez », mais un diagnostic à étapes, chaque jour apportant avec une nouvelle surprise, un argument de plus en faveur de la mélitococcie, car celle-ci est, avant tout, une maladie à surprises. »

La période d'invasion dure quelques jours, marquée par une élévation progressive de la température, par de la céphalée, de l'insomnie, de l'anorexie, de la

(19) CANTALOUBE (P.), *la Fièvre de Malte en France*, Paris, Maloine, 1911.

constipation. Comme dans la fièvre typhoïde, à cette époque, l'auscultation des bases révèle des râles sibilants et ronflants.

A la période d'état, la fièvre affecte ordinairement le type rémittent avec rémission matutinale. L'exacerbation vespérale revêt très fréquemment les caractères d'une véritable crise suivie de sueurs profuses qui ont fait donner par GALASSI (20), en 1885, le nom de *fièvre sudorale* à la maladie. La céphalée est intense, la face est pâle, il existe de l'asthénie, mais rarement on observe l'état de stupeur prononcé si constant dans la typhoïde. L'abdomen n'est pas distendu, aucune trace de taches rosées, pas de gargouillement dans la fosse illiaque droite. La rate est grosse, le foie un peu augmenté de volume, mais l'albuminurie est rare. Si la diarrhée se voit quelquefois, la constipation est plutôt la règle et c'est là un caractère diagnostique de grande valeur.

Après une période variable, ordinairement une quinzaine de jours, ces symptômes s'atténuent, la température tombe en lysis en même temps que l'appétit revient ; la maladie semble vouloir tourner court. Mais cette accalmie est trompeuse ; après quelques jours d'apyrexie, tous les symptômes réapparaissent et l'on assiste à une véritable résurrection du mal. Cette rechute sera elle-même suivie d'une nouvelle période d'apyrexie, puis d'une nouvelle rechute et l'on pourra assister à toute une série de rechutes qui vont donner à

(20) GALASSI, Della Febbre napolitana o febbricola del Prof. de Rienzi (*La Sperimentale*, 1885).

la courbe thermique son aspect si particulier, l'aspect ondulant qui valut à la maladie le nom de *fièvre ondulante. Ce sont ces rechutes qui font traîner l'infection pendant des mois.*

Il nous faut dire un mot maintenant des complications de la fièvre méditerranéenne, complications si fréquentes qu'elles font pour ainsi dire partie intégrante du tableau de la maladie.

Ce sont d'abord les névralgies à type surtout intercostal et sciatique, plus rarement occipital et facial. Ordinairement passagères, elles peuvent être très tenaces et persister fort longtemps après la terminaison des phases fébriles.

Très fréquentes aussi sont les complications articulaires. Ce sont de simples arthralgies qui se localisent surtout sur la sacro-iliaque et la coxo-fémorale ou ce qui est plus rare, de véritables arthrites avec épanchement séreux ou suppuré.

Enfin, du côté génital, signalons chez l'homme l'orchi-épididymite, uni ou bilatérale, suivi d'ailleurs bientôt d'une complète *restitutio ad integrum. Chez la femme, on a observé la mammite et l'avortement.*

Du Bourguet (21) a signalé un foyer de fièvre de Malte dans la région d'Ajaccio ; la maladie aurait fréquemment fait avorter les femmes enceintes.

Tel est, brièvement tracé dans sa forme la plus fréquente, le tableau de la fièvre méditerranéenne. Malheureusement, à côté, on peut constater des formes

(21) Du Bourguet, la Fièvre de Malte en Corse. *(Bull. Soc. Path. exot.*, 14 déc. 1910).

anormales qui déroutent complètement le clinicien. Telles sont les formes intermittentes qui font songer à des accès paludéens, les formes continues (HUGHES) avec fièvre persistante sans interruption pendant des semaines, les formes malignes avec état typhoïde et collapsus algide, les formes atténuées (NICOLLE) et ambulatoires (SHAW) où, à part une légère élévation thermique, il n'existe que des symptômes légers ou même pas de symptômes.

En somme, la fièvre méditerranéenne, de par sa nature clinique, mérite bien l'épithète de *capricieuse* que lui donnait NICOLLE, et l'on comprend pourquoi, en un temps où les méthodes de laboratoire n'existaient pas, elle ait été méconnue ou plutôt confondue avec d'autres affections fébriles. Que de cas isolés de fièvre méditerranéenne ont dû être et sont encore étiquetés fièvre typhoïde, rhumatisme, paludisme, voire même tuberculose! Et sur les côtes algériennes et tripolitaines, combien de soi-disant cas de typhus récurrent et de Kala-azar ne sont en réalité que des cas de fièvre méditerranéenne!

II. CHEZ LES ANIMAUX

Dans ce travail, nous ferons, aussi complètement que possible, l'étude des manifestations de la fièvre méditerranéenne chez les animaux.

Nous ne saurions mieux faire que d'en emprunter les éléments à M. DUBOIS (22-23), dont les constatations

(22) CH. DUBOIS, Etude sur la fièvre de Malte dans le Gard, *(Rapport au Conseil général*, Nîmes, 1900).

(23) CH. DUBOIS, la Mélitococcie en France *(Rapport au Premier Cong. Int. de Path. comparée*, Paris, 1912, t. I, p. 210-234).

ont porté sur plusieurs centaines d'animaux. Comme le dit avec beaucoup de raison cet auteur : « La mélitococcie étant, chez l'homme, le plus souvent d'origine animale, il apparaît que le meilleur moyen de la combattre, ou mieux, de la prévenir chez celui-ci, est de faire de la prophylaxie chez les animaux. Par suite, le problème ne peut être étudié avec fruit que si on connaît bien, dans toutes ses manifestations, la maladie chez ces derniers.

« La mélitococcie est une maladie infectieuse, spécifique, inoculable, commune à presque tous les animaux domestiques et à l'homme, due à la présence dans l'organisme du *M. melitensis* de Bruce.

« *La maladie s'observe surtout chez la chèvre, où elle se traduit cliniquement par des avortements nombreux.* »

En France, le plus souvent, la maladie n'a été recherchée chez la chèvre qu'après avoir été observée chez l'homme. En ce qui concerne cette relation, les premières études bien faites et précises quant à leurs conclusions, sont dues à Danlos, Würtz et Tanon, Aubert, Cantaloube et Thibault, puis Lagriffoul, Arnal et Roger; le détail en sera donné ultérieurement quand nous préciserons le rôle de la chèvre dans la transmission de la maladie à l'homme.

« *Espèces affectées.* La plupart des animaux domestiques sont susceptibles d'être infectés naturellement par le *M. melitensis*.

« *La chèvre est, de toutes les espèces, la plus souvent atteinte.*

« Le mouton, dans nos pays, paraît être apte également à l'infection » (24-25-26-27) ; Zammit, en 1906, a trouvé à Malte une brebis spontanément infectée.

« Avec une moindre fréquence, la maladie peut être observée chez le cheval, le mulet et les grands ruminants. L'infection naturelle a été retrouvée également chez les carnassiers domestiques [chiens, chats (28)] et chez les rongeurs (cobayes, rats, souris) ».

Cantaloube (19), Conor (29) la signalent chez le lapin.

« Exceptionnellement, les oiseaux (poules, canards) peuvent être aussi infectés [Dubois (30)], Fiorentini (29) ».

Signer (32) et Spagnolio trouvent à Messine cinq séro-réactions positives sur quarante vaches, et le *M. melitensis* fut même isolé du lait de vache ; mais on ne connaît pas jusqu'ici de cas de transmission à l'homme de la mélitococcie par le lait de vache.

Sergent et Bories (13) trouvent l'infection mélitococcique chez le *mulet*, l'*âne* et le *cheval*. A Malte.

(24) Ch. Dubois, Divers cas de la fièvre de Malte d'origine ovine chez l'homme (*Revue Vétérinaire*, 1900).

(25) Testaz, la Fièvre de Malte en Suisse (*Rev. Méd. de la Suisse Rom.*, n° 3. 1910).

(26) Darbois et Vergne. La brebis agent de propagation de la fièvre de Malte (*J. des Praticiens*, 12 nov. 1911, p. 743, 1911).

(27) Conor (A.), le *Micrococcus melitensis* dans le lait de brebis (*C. R. Soc. Biologie*, 16 avril 1910, p. 678).

(28) Ch. Dubois. la Fièvre de Malte chez les animaux domestiques (*Revue Vétérinaire*, 1911).

(29) Conor, *Arch. Inst. Past. Tunis*, 1910, 3e année, p. 92.

(30) Ch. Dubois, la Fièvre de Malte chez les poules (*Revue Vétérinaire*, 1910).

(31) Fiorentini, La Sieroreazione di Wright nel sangue dei polli (*XVIe Cong. Ital. di Med. int.*, 1906).

(32) Signer, *Lav. dell' Inst. di clinica medica generale di Messina*, 1911.

Kennedy (11) obtient 44 pour 100 de séro-réactions positives chez le mulet.

Dubois a signalé une observation de fièvre de Malte chez un herbivore sauvage, le bouquetin des Alpes.

Chez la chèvre. « La mélitococcie ne se traduit en général par aucun signe morbide appréciable et, *cliniquement, rien ne peut la faire soupçonner, les animaux infectés conservant un état général excellent;* c'est dire que le début de l'infection passe toujours inaperçu.

« Parfois cependant, chez les femelles infectées, on a pu constater des troubles de la lactation survenus en dehors de tout autre état morbide et consistant seulement en une altération du lait qui tourne aussitôt recueilli. Dans certains cas, cette altération ne se constate qu'à certains jours et disparaît parfois pendant des périodes de plusieurs semaines.

« Assez souvent au cours de la maladie, les animaux présentent de la bronchite subaiguë ou chronique, évoluant sans symptômes généraux et traduite surtout par une toux fréquente, d'intensité variable.

« *Mais le symptôme le plus important, celui qui toujours doit éveiller l'attention et faire penser à la mélitococcie, c'est l'avortement qui survient assez fréquemment chez les femelles pleines.* Encore, ce signe n'est-il point constant, toutes les chèvres infectées n'avortent pas fatalement, et, de plus, les avortements peuvent se produire dans une foule d'états morbides, absolument indépendants de la mélitococcie.

« Quoi qu'il en soit, les avortements que l'on constate chez les chèvres infectées par le *micrococcus melitensis*, se produisent (lorsqu'ils se manifestent pour la première fois dans un troupeau) à un taux variant parfois de 50 à 90 pour 100 des femelles pleines. Si les avortées sont fécondées à nouveau, on observe encore des avortements, mais en moins grand nombre que la première fois. L'avortement peut même complètement cesser dans un troupeau infecté, mais celui-ci n'en est pas moins dangereux, car un certain nombre d'animaux hébergent toujours l'agent spécifique de la maladie (Dubois). La stérilité est rarement observée.

« Les avortements se produisent à tous les âges chez les femelles infectées et à toutes les périodes de la gestation; quelquefois, au troisième mois, plus rarement au deuxième; ils semblent plus fréquents au quatrième mois. Il n'est pas rare que la mise-bas précède de quelques jours seulement le terme ordinaire de la gestation. Dans ce cas, les fœtus sont morts, ou bien, s'ils sont encore vivants, ils ne tardent pas à succomber.

« Contrairement à ce que l'on observe pour l'avortement épizootique, l'avortement, lié à l'évolution de la mélitococcie, peut se produire la première fois au quatrième mois de la gestation, et pour les avortements ultérieurs à des époques diverses de celle-ci sans aucun ordre, au deuxième, au troisième, ou même encore à la même époque, plusieurs fois de suite.

« La période d'incubation n'a pas été déterminée de façon précise.

« Mais le fait que certaines femelles se sont infectées en même temps, puis ont avorté à des périodes différentes, indique que la période d'incubation est variable et peut atteindre plusieurs mois.

« L'expulsion du fœtus ne donne lieu généralement qu'à des symptômes généraux insignifiants.

« En général, le délivre est rejeté dans les temps normaux, il n'est pas altéré. Les suites des avortements sont nulles. Les animaux présentent les signes extérieurs de la santé. *La sécrétion lactée s'établit*, mais est toujours diminuée, d'autant plus que l'avortement s'est produit plus tôt. Rarement la production du lait est supprimée.

« Chez quelques animaux on a observé, quoique rarement, des signes d'infection générale ayant déterminé la mort et qui peuvent être attribués à une infection *post-portum* des voies génitales.

« Assez souvent aussi, il s'établit un écoulement muco-purulent peu abondant, ou une infection utéro-vaginale, mais qui disparaît au bout de trente à quarante jours sans laisser de traces et sans modifier l'état général du sujet.

« Enfin, on a pu observer chez les avortées des accidents divers : boiteries, *mammites* (10 pour 100 environ des animaux infectés).

Les boiteries s'observent à un membre antérieur, à un membre postérieur ou aux deux membres à la fois. Le siège exact de la boiterie est difficile à préciser. Dans quelques cas, les boiteries sont liées à l'existence de lésions inflammatoires des membres : arthrites, synovites surtout, mais en général, elles existent sans lésions apparentes du membre.

« Une complication assez fréquente est la *mammite*, Celle-ci est peu grave et se termine en général par la résolution sans traitement.

« Chez les boucs, les seuls troubles morbides qui aient été constatés consistent en des boiteries et de l'orchite.

« Les boiteries présentent les mêmes caractères que celles observées chez les femelles et se manifestent sans lésion apparente des membres.

« L'orchite, excessivement rare du reste (3 à 4 pour 100 des boucs infectés), évolue avec des signes généraux intenses et des symptômes locaux très accentués. »

Autres espèces animales. — Chez la *brebis*, l'évolution clinique de la mélitococcie est à peu près semblable à celle observée chez la chèvre. *L'avortement chez les femelles pleines constitue également, dans cette espèce, le signe le plus important de la maladie.*

« Chez les autres espèces animales (*cheval*, *mulet*, *bovidés*, *chiens* et *chats*, *rongeurs)*, la mélitococcie ne paraît se traduire par aucun symptôme appréciable.

« Enfin, la maladie peut-être observée chez les poules (Dubois) où elle détermine parfois des épizooties très meurtrières.

« *Chez toutes les espèces*, indépendamment de ces signes cliniques d'ailleurs peu précis, *les animaux contaminés ont généralement le sérum sanguin*, *l'urine et le lait doués de propriétés agglutinantes à l'égard du* M. melitensis.

« *Lésions.* — On n'a pu que rarement étudier les lésions de la mélitococcie, la mortalité étant très peu élevée chez les animaux domestiques ; aussi ces lésions sont-elles très mal connues.

« Nous avons eu cependant l'occasion de faire

l'autopsie de chèvres sacrifiées au cours de la maladie et chez lesquelles le *M. melitensis* peut être isolé de la rate.

« Nous n'avons relevé aucune lésion importante à l'examen des cadavres de ces animaux qui, de leur vivant, paraissaient être en excellent état de santé ».

Si nous résumons ce que vient de dire Dubois en ce qui concerne le *lait*, nous voyons que *ce liquide ne porte que très rarement une trace visible de l'infection de l'organisme qui le sécrète.*

Il est bien dit que le lait « tourne », mais cet accident est rare, inconstant, et ne peut être, à notre avis, imputé à l'infection du lait par le *M. melitensis.* La « tourne » du lait serait due, plutôt, nous semble-t-il, à une infection de ce liquide après la traite, infection qui se développerait très rapidement et qui serait facilitée par la chaleur ambiante et peut-être aussi par l'infection mélitococcique originelle du lait. La « tourne » du lait est fréquente, en dehors de toute infection antérieure de ce liquide, lorsque la traite est très malproprement effectuée, ce qui n'est que trop souvent la règle, qu'il s'agisse de chèvres ou de vaches et aussi lorsque la température extérieure est élevée.

Nous rappelerons que le *M. melitensis* en se développant dans le lait le rend plutôt alcalin. Cette observation, jointe à celles qui viennent d'être faites, nous portent donc à croire que la fièvre méditerranéenne n'a peut-être rien à voir avec la « tourne » constatée si irrégulièrement dans le lait sécrété au cours de cette affection.

La fièvre de Malte s'accompagne, dans la proportion de 10 pour 100 des cas, dit Dubois, de mammites; il n'est pas fait mention du retentissement qu'elles peuvent avoir sur le lait, ce qui nous fait penser qu'il est négligeable, objectivement du moins. En tous cas, ces mammites sont peu graves, puisqu'elles se terminent « en général par résolution, sans traitement ». (Dubois.)

Néri (33) a cependant signalé un cas où l'infection chronique mélitococcique s'était en quelque sorte limitée à la mamelle. Ni dans le sang, ni dans l'urine, on ne put déceler le microbe spécifique qui paraissait s'être cantonné dans la glande mammaire. A l'autopsie, tout un lobe de celle-ci était induré et parsemé de petits foyers purulents.

Mais de telles observations seront toujours rares et l'on peut dire avec Dubois que, d'une façon générale, les mammites au cours de la mélitococcie sont bénignes, fugaces. Le fait important, c'est qu'elles n'arrêtent ou plutôt ne ralentissent que très transitoirement la sécrétion du lait qui, par la suite, continuera à être infectant. La mammite n'étant que superficielle, parenchymateuse, ne peut donc conduire à une sclérose qui finirait par tarir la sécrétion.

Un autre fait important sur lequel il est bon d'insister, c'est celui qui a trait à l'influence que pourrait avoir l'avortement pour la sécrétion lactée. Celle-ci, nous dit Dubois, n'est jamais supprimée; elle n'est que diminuée et encore la diminution est-elle peu marquée quand

(33) Neri (F.), Circa l'importanza della mastite nella capra per l'epidemologia della febbre medditeranea (*Ann. Ig. Sp.* t. XXI, pp. 321-336, 1912).

l'avortement coïncide presque avec le terme de la gestation.

L'avortement n'arrête pas ici le jeu physiologique de la mamelle, comme cela se produit en pareil cas, dans d'autres circonstances.

Qu'il s'agisse de mammites ou d'avortement, les suites en sont telles que la sécrétion lactée n'en est pas profondément affectée. Il y a lieu de le regretter, car, s'il en était autrement, l'agent principal de la propagation de la maladie serait ainsi supprimé.

La fièvre méditerranéenne revêt chez l'homme et les animaux l'allure d'une septicémie chronique, s'accompagnant de poussées microbiennes dans le sang de temps en temps, ce qui est dû à la persistance du microbe dans la rate.

Toutes les sécrétions, tous les tissus renferment le microbe spécifique.

Nous avons bien là une maladie de « *toute la substance* » et le *M. melitensis* sera rencontré en dehors du sang, dans le lait, l'urine, les diverses mucosités, la mucosité vaginale notamment.

Chez la *chèvre*, au *déclin de la maladie*, le *M. melitensis* disparaît successivement de la rate, des reins, des ganglions, *mais il persiste très longtemps dans la mamelle.*

L'élimination du micrococque de Bruce par le lait et l'urine, les deux liquides de sécrétion qui contribuent le plus à propager la maladie, est pour ainsi dire constante ; toutefois, elle n'a pas toujours le même taux, pourrons-nous dire, et elle présente des irrégularités qui compliquent beaucoup la recherche du *M. melitensis* dans ces liquides.

CHAPITRE IV

DIAGNOSTIC DE LA FIÈVRE MÉDITERRANÉENNE

Le diagnostic clinique des cas sporadiques de mélitococcie est très difficile à poser aussi bien chez l'homme que chez l'animal.

Chez *l'homme*, le médecin qui n'observe qu'une suite de symptômes d'allure très irrégulière, risque fort, en l'absence de la notion d'épidémicité, de passer à côté de la vraie nature du mal.

Chez la *chèvre*, l'insignifiance des signes morbides est telle que des cas isolés de fièvre méditerranéenne peuvent passer tout à fait inaperçus. Mais en pays infecté, il peut en être autrement. L'attention du médecin et du vétérinaire doit être attirée : chez le premier, en ce qui concerne l'homme, par la longueur de la maladie, les rechutes et l'aspect « ondulant » de la courbe thermique ; chez le second, en ce qui regarde l'espèce caprine, par la constatation de boiteries dans les deux sexes, l'orchite chez le mâle et l'avortement chez la femelle.

« *Souvent aussi dans un même milieu, une épidémie d'avortement chez les chèvres aura coïncidé avec une épidémie de mélitococcie chez l'homme*, et la nature les accidents observés chez les animaux sera, de ce fait, presque sûrement établie.

« Néanmoins, quels que soient les signes cliniques observés et les commémoratifs recueillis, l'existence de la mélitococcie ne pourra être affirmée en aucune circonstance ; il sera toujours nécessaire de contrôler le diagnostic clinique par des examens bactériologiques appropriés. » (Dubois.)

La fièvre méditerranéenne est peut-être le type le plus marqué des maladies transmissibles des animaux à l'homme pour le diagnostic desquelles les investigations de laboratoire sont absolument indispensables. De leurs résultats dépend la rigueur d'une police sanitaire efficace.

LES MÉTHODES DU LABORATOIRE DANS LE DIAGNOSTIC DE LA FIÈVRE MÉDITERRANÉENNE

« La *recherche directe* du *M. melitensis* à l'autopsie, dans le sang, le lait, l'urine et les pulpes d'organes habituellement infectés (rate, ganglions abdominaux, foie, reins et mamelles) ne paraît pas devoir fournir des résultats dans la généralité des cas : les microbes sont rares et difficiles à découvrir à cause de leur petitesse. » (Dubois.)

Non plus également, la même recherche chez l'animal malade, dans le lait et l'urine ; l'*irrégularité de l'élimination microbienne par ces deux voies* crée une difficulté qui s'ajoute à la précédente.

Il faut, de toute nécessité, s'adresser aux cultures pour pouvoir porter un diagnostic précis.

Les milieux de culture peuvent être ensemencés avec le sang, le lait ou l'urine.

I. — HÉMOCULTURE. LACTOCULTURE. UROCULTURE.

Hémoculture. — La recherche du microbe dans le sang par le procédé des cultures (hémoculture) est plus difficile chez les animaux que chez l'homme. Chez celui-ci, pour avoir le plus de chances de réussir l'hémoculture, il faut faire la prise de sang pendant la période fébrile et de préférence le soir, à l'acmé de la fièvre, quand la température atteint 39 degrés, car au-dessous de 38 degrés, le microcoque n'a jamais été isolé. [ZAMMIT (11).]

On extrait 7 centimètres cubes de sang d'une veine du pli du coude, au moyen d'une seringue stérilisée où l'on aura préalablement introduit un peu d'une solution de citrate de sodium à 10 pour 100. On jette immédiatement dans un ballon contenant 50 à 100 centimètres cubes de bouillon de viande et on laisse à l'étuve à 37 degrés pendant six à sept jours, en faisant quotidiennement des sous-cultures sur gélose glycérinée à partir du troisième jour d'incubation (34).

L'hémoculture aboutit à l'isolement du germe dans 65 à 80 pour 100 des cas, d'après SHAW (11).

L'ensemencement avec le produit de la ponction de la rate procurerait des résultats plus constants que

(34) BETTENCOURT. La Mélitococcie chez l'homme et les animaux (*Arquivos do Instituto bacteriologico Camara Pestana*, Lisbonne, juin 1914 ; an. in *Bull. Off. Int. Hyg. Publ.*, 1914, p. 1356.

ceux de l'hémoculture, mais la ponction est délicate à faire et elle peut amener des hémorragies mortelles.

Uroculture. — L'urine doit être recueillie avec toutes les précautions d'asepsie possibles ; on la centrifuge et le culot est ensemencé sur gélose glycérinée au tournesol. Pour obtenir de meilleurs résultats, on ajoute à l'urine à l'étuve, une heure avant de centrifuger, quelques gouttes de sérum spécifique à fort pouvoir agglutinant. Semblable précaution peut également être prise lorsqu'il s'agit d'ensemencer du lait.

Lactoculture. — La traite doit être faite en prenant tous les soins nécessaires, dans le but d'éviter la moindre pollution de la sécrétion mammaire à sa sortie de la glande. Pour obtenir une culture, on procède ensuite comme avec le sang.

« La recherche du *M. melitensis* dans l'urine, et surtout dans le lait, est relativement facile et d'autant plus que ces liquides en renferment davantage. Mais on sait que la richesse de cette élimination microbienne est très variable : à certains jours, on trouve un nombre considérable de microbes, alors qu'à d'autres, ils ont presque complètement disparu. » (Dubois.)

Le procédé de recherche du microbe par les cultures est d'une très grande rigueur, mais il ne permet de conclure que lorsque les résultats en sont positifs. De plus, il exige des précautions grandes et un matériel complet ; c'est dire qu'il n'est pas toujours facile d'y recourir.

Aussi, beaucoup d'auteurs ont-ils préconisé comme très pratique, facile à réaliser, *par suite très possible à recommencer si besoin est*, la recherche d'anticorps spécifiques dans certains liquides de l'organisme, par la méthode qui met en évidence les propriétés agglutinantes que peuvent exercer ces liquides sur une culture du *M. melitensis*.

II. — SÉRO- ET LACTO-AGGLUTINATION

Avant de discuter la valeur de la méthode, nous allons voir comment on opère.

L'agglutination peut être réalisée soit avec le sérum sanguin, soit avec le lait ou encore avec l'urine des animaux. La *séro-réaction est le procédé de choix*.

Séro-réaction. — La *séro-réaction*, préconisée par Wright, dès 1897, pour le diagnostic de la fièvre méditerranéenne, se fait en s'adressant à des cultures sur gélose émulsionnées dans un peu de sérum physiologique. On a recours à plusieurs dilutions. L'agglutination est déclarée positive quand, comparativement avec un tube d'émulsion microbienne seule, le liquide s'est éclairci et qu'un dépôt s'est formé au fond du tube.

L'agglutination peut également être appréciée au microscope sur une goutte placée entre lame et lamelle. Dans ces conditions, si elle se produit 1/30 (I goutte de sérum pour XXX gouttes de l'émulsion) en moins de trente heures, au 1/50 en moins de vingt-quatre heures, elle est dite positive.

Lacto-réaction. — La *lacto-réaction* ou *réaction de* ZAMMIT est recherchée dans des conditions semblables.

La meilleure technique consiste à employer une dilution au 1/20 dans les tubes capillaires; on doit obtenir un résultat dans les vingt-quatre heures.

Dans la pratique, on mêle volumes égaux d'une dilution au dixième du lait et de l'émulsion du *M. melitensis* dans l'eau distillée (35).

PULVIRENTI (36) a apporté une modification intéressante à la lacto-réaction de ZAMMIT et montré que le sérum du lait pouvait être substitué au lait lui-même. PISANI (37), pour préparer ce sérum, utilise une présure végétale (fleurs de chardon) qui donne très rapidement un sérum de lait limpide.

La réaction agglutinante du lait est, en gros, comparable à celle du sang des mêmes animaux.

Pour toutes ces recherches, on se sert indifféremment de microbes vivants ou morts. Avec ceux-ci, l'agglutination est plus lente, mais du moins l'opérateur évite-t-il toute chance de contamination par le *M. melitensis* qui est très dangereux à manier.

Ch. NICOLLE et E. GOBERT (38) utilisent des émul-

(35) EYRE) J.-H.), Mc NAUGHT (J.-G.), KENNEDY (J.-C) et ZAMMIT (T.), Reports upon the bacteriological and experimental investigations during the Summer of 1906 (6e partie des *Travaux de la Commission anglaise d'Etudes de la fièvre méditerranéenne).*

(36) PULVIRENTI. Di una modificazione alla lattoreazione di Zammit (Siero-lattoreazione) *(Policlino, Sez. Prat.*, 1909).

(37) PISANI. *Di una particolare modificazione al « Milk-test » per la diagnosi della setticemia di Bruce. Pathologica*, 1912.

(38) NICOLLE (Ch.) et GOBERT (E.). Seconde enquête sur les chèvres laitières de Tunis au sujet de la fièvre méditerranéenne, *(Bull. Soc. Path. Exot.*, IX, 1916, 86).

sions dans une solution de fluorure de sodium à 7 pour 100, titrée à huit cent millions par centimètre cube. Elles conservent leurs propriétés pendant deux ans et elles sont aussi sensibles que les cultures vivantes ; leur emploi est donc très commode.

La réaction agglutinante a-t-elle une valeur probante? Voilà la première question que nous avons à poser avant d'examiner les conditions dans lesquelles on pourrait l'utiliser.

L'examen critique de la valeur de l'agglutination, considérée comme un élément suffisant de diagnostic, nous met d'abord en face de faits quelque peu déconcertants que nous allons exposer l'un après l'autre :

1° Les propriétés agglutinantes peuvent persister des années, alors que toute trace d'infection a disparu ; une réaction positive indique donc que l'animal a été infecté, mais sans pouvoir préciser la date de l'infection. « Or, dit DUBOIS, le point important serait d'indiquer justement si un animal, à un moment donné, est encore infecté ou ne l'est plus. Malheureusement, en l'état actuel de nos connaissances, cette démonstration ne peut être faite et il est certain qu'il est des animaux dénoncés par cette méthode qui ne sont plus dangereux depuis longtemps. »

2° « Les propriétés agglutinantes des liquides de l'organisme peuvent varier considérablement et même disparaître à certains moments dans un organisme infecté, dit DUBOIS, qui a personnellement constaté le fait. Par suite, il semble prudent de ne pas conclure à la non-existence de la maladie après un premier résultat négatif, surtout sur des animaux très suspects, et il est indiqué, dans ce cas, de recommencer l'opération à quelques jours d'intervalle. »

3° KENNEDY (39), en procédant à des recherches sur l'agglutination du *M. melitensis* par des échantillons de lait de chèvre, eut l'idée de contrôler ces opérations par l'essai d'un lait de vache et, à sa grande surprise, il obtint une réaction positive à la dilution du 1/20. Il répéta l'opération sur d'autres laits de vache et obtint une réaction positive avec la plupart des échantillons, ainsi qu'avec deux sérums sanguins également de vache, pendant que la recherche du microbe de BRUCE chez ces animaux restait négative.

BASSET-SMITH (40) confirme les résultats de KENNEDY.

4° BOYCOLL et DAMANT (41) trouvent que 6 chèvres sur 22, habitant Londres et n'ayant jamais quitté l'Angleterre, ont un sérum agglutinant.

5° MARTEL, TANON et CHRÉTIEN (42) ont constaté que l'infection typhique expérimentale, la staphylococcie expérimentale, engendraient dans le sang de la chèvre la formation d'agglutinines actives pour le *M. melitensis*.

Ils concluent de leurs recherches que :

(39) KENNEDY. Note préliminaire sur la présence d'agglutinines pour le *M. melitensis* dans le lait et le sérum sanguin des vaches de Londres (*J. of the Roy. Arm. med. Corps*, n° 1, 1914, an. *Bull. Of. Int. Hyg. Publ.* 1914, p. 881).

(40) BASSET-SMITH (P.-W). Recherches récentes relatives à la fièvre ondulante ou méditerranéenne (*J. of Trop Med. and Hyg.*, 16 mars 1914, an. in *Bull. Of Int. Hyg. Publ.*, 1914, p. 881).

(41) BOYCOLL et DAMANT. Possibility of the presence of Malta fever amongst english goats (*Brit. Med. J.*, 27 juillet 1908).

(42) MARTEL, TANON et CHRÉTIEN. La Valeur de l'agglutination du *M. melitensis* par le sérum sanguin, en particulier chez les chèvres (*Presse Méd.*, n° 68, 20 août 1913).

a) L'agglutination du *M. melitensis* par le sérum de chèvre au 1/50 ne permet pas d'affirmer que l'animal soit atteint de mélitococcie ;

b) Le chauffage préalable du sérum à expertiser pendant une demi-heure à 56 degrés, comme le préconisaient Nègre et Raynaud dans le but de faire disparaître les agglutinines non spécifiques, ne supprime pas toutes les chances d'erreur ;

c) L'agglutination au moins au 1/100, jugée nécessaire pour fixer positivement le diagnostic de mélitococcie chez l'homme par Anglada, Carrieu et Anglada, Rouslacroix et autres auteurs, est également indispensable chez la chèvre dans les mêmes conditions ;

d) Que l'hémoculture seule permet de faire un diagnostic en toute sûreté.

Comment pourrons-nous concilier les diverses observations qui viennent d'être présentées touchant la valeur de l'agglutination pour le diagnostic de la mélitococcie et qui ne tendent rien moins qu'à amoindrir la portée de cette épreuve avec le large emploi qu'en préconisent ceux qui ont le souci de faire œuvre de police sanitaire?

L'importance et la signification de la recherche des propriétés agglutinantes du sérum sanguin et du lait sont étroitement liées aux circonstances dans lesquelles on procède à une telle épreuve.

Martel, Tanon et Chrétien ont bien raison de dire que seule, l'hémoculture, permet de faire un diagnostic en toute sûreté, mais ce n'est pas là, nous l'avons déjà dit, une épreuve qui puisse se répéter et être considérée comme facteur d'une prophylaxie qui demande à faire vite.

Des procédés de laboratoire utilisables pour le diagnostic de la fièvre méditerranéenne, dont nous avons parlé au commencement de ce chapitre, les premiers, l'hémo- et la lactoculture sont à employer quand on désire une précision, telle que celle qui serait exigée par l'apparition de la maladie dans une région où jusqu'ici elle était ignorée; mais, quand on opère en pays infectés, là où la maladie est fréquente, les dernières, la lactoculture et surtout la séro-réaction, sont de toute utilité pour classer les animaux, aider à séparer ceux qui sont atteints de ceux qui sont indemnes.

Dans de semblables conditions, les observations de Kennedy, Basset-Smith, Martel, Tanon et Chrétien, perdent de leur sens péjoratif et ne peuvent porter atteinte à la valeur de l'agglutination qui, dans des mains expertes, acquiert une signification indiscutable.

Il reste à fixer le taux de l'agglutination pour que celle-ci ait la plus grande valeur possible.

Ch. Nicolle et E. Gobert (38) considèrent chez l'homme un pouvoir agglutinant au 1/20 comme de signification douteuse et sans valeur, ceux au 1/40 et au 1/60 comme une grosse présomption et tout pouvoir supérieur comme une certitude pratique.

Ces règles peuvent être appliquées à l'examen des chèvres; nous en verrons l'application au chapitre de la Police sanitaire.

CHAPITRE V

LES DIVERS MODES DE CONTAMINATION DE LA CHÈVRE PAR LE *MICROCOCCUS MELITENSIS*

Les modes de contamination d'animal à animal dans les espèces caprine et ovine sont variés. C'est que nous avons affaire ici à un *virus d'une très grande subtilité. Sa vitalité, son excrétion par le lait, l'urine, rendent la contagion extrêmement facile.*

I. – CONTAMINATION PAR LE LAIT

A. Par ingestion. — « L'infection par l'ingestion de lait contaminé, dit Dubois (23), est rarement constatée chez les animaux. Les chevreaux nés de mères infectées ne se contaminent pas spontanément en têtant leur mère, bien qu'ils ne résistent pas à une inoculation sous-cutanée. *Au contraire*, dit Dubois, *les chevreaux nés de chèvres non infectées peuvent se contaminer en buvant le lait de chèvres infectées et peuvent à leur tour propager l'infection en têtant des femelles indemnes.*

B. La traite. — *La traite constitue un moyen fréquent de propagation de la maladie*, comme c'est le cas dans l'espèce bovine en ce qui concerne la mammite streptococcique de Nocard et Mollereau. Le trayeur néglige de prendre les précautions de propreté les plus élémentaires et transporte alors le microbe de Bruce de la mamelle d'une chèvre infectée aux trayons d'une chèvre encore indemne.

II. — CONTAMINATION PAR L'URINE

Si le lait est l'agent convoyeur dont on doit incriminer le rôle dans la presque totalité des cas de contagion de la chèvre à l'homme, nous devons dire que *de chèvre à chèvre la contamination par l'urine est le mode le plus fréquent d'infection*. Il est bien évident que l'homme malade, en urinant dans l'étable, peut transmettre à son tour la maladie aux animaux par sa propre urine, souvent infectée.

Les conditions dans lesquelles vivent les animaux dans les étables, sont très propices au développement de la maladie, car le décubitus met leurs voies génitales en contact immédiat et permanent avec une litière infectée.

L'émission du *M. melitensis* par l'urine explique donc la souillure des voies génitales; il y a lieu maintenant de se demander si le coït ne peut pas être considéré comme un acte déterminant l'infection générale.

III. — CONTAMINATION PAR LE COÏT

Les observations de Dubois sont très démonstratives à cet égard ; cet auteur a montré que *le bouc constitue un agent important de transmission de la maladie chez les animaux de l'espèce caprine.*

« Au cours de nos recherches portant sur plusieurs centaines d'animaux, en pays contaminé, le pourcentage des chèvres déclarées infectées par la séro-réaction est de 16 pour 100 de chèvres examinées, tandis que le pourcentage des boucs infectés est de 65 pour 100.

« D'un autre côté, nous possédons diverses observations où il est nettement établi que, dans les régions jusqu'alors indemnes, la mélitococcie a été introduite par une chèvre ou un bouc infecté, et que, dans la majorité des cas, le bouc infecté primitivement ou secondairement a été, par excellence, l'agent de dissémination de la maladie.

« L'exemple rapporté ci-après, que nous avons observé à Franquevaux (Gard), est typique à cet égard :

« La mélitococcie paraît, en effet, avoir été importée dans cette localité par une chèvre de provenance inconnue, achetée sur un marché voisin, en mai 1909, par un propriétaire de ce hameau. Cette chèvre qui, paraît-il, venait de mettre bas depuis quelques jours, ne donna par la suite qu'une très petite quantité de lait, ce qui laisse à supposer que l'animal venait d'avorter. Au début d'octobre 1909, cette chèvre est saillie par l'unique bouc de la localité.

« Fin janvier 1910, la chèvre avorte. A peu près à cette

époque, le bouc ainsi que la chèvre avortée se sont trouvés infectés et, dans le lait de la chèvre on isole un *Micrococcus melitensis* typique. Il semble bien que l'infection du bouc date du jour où il a sailli la chèvre infectée. En effet, antérieurement à cette saillie, le bouc a couvert, en 1908, un certain nombre de chèvres qui, toutes, ont eu une gestation normale, et, en 1909, dans le mois qui a précédé la saillie de la chèvre suspecte, quatre autres chèvres qui, elles aussi, ont eu une gestation normale. De plus, ces quatre chèvres ont donné un séro-diagnostic négatif et aucun de leurs propriétaires respectifs n'a contracté la mélitococcie. Par contre, après avoir opéré la saillie de la chèvre malade, le bouc a couvert, à différents intervalles, neuf chèvres dont sept ont avorté et ont été reconnus infectées. En outre, tous les propriétaires de ces animaux ou les personnes qui ont été en contact avec eux ont été atteints par la maladie.

« Des faits analogues ont été constatés par MM. le Dr Bouvier, le vétérinaire Thérond et nous-mêmes, au cours de l'épidémie de fièvre de Malte qui a sévi dans le canton de Saint-Chaptes (Gard), en 1910 et 1911, et qui a frappé quinze personnes. La maladie a été introduite par un bouc, de race maltaise, infecté par le *Micrococcus melitensis* qui a opéré la monte de nombreuses chèvres de la région. Presque toutes celles qui ont été saillies par un autre bouc, sain celui-là, ont eu une gestation normale et leurs propriétaires n'ont pas contracté la maladie.

« Les chèvres de Franquevaux, comme celles de Saint-Chaptes, vivant complètement isolées les unes des autres et n'ayant jamais eu aucun rapport entre elles, on ne peut expliquer leur contamination, en raison des faits précités, que par une infection transmise par le bouc reproducteur et, spécialement, à la faveur du coït.

« Il est d'ailleurs à remarquer que le bouc est beaucoup plus exposé à la contagion que la femelle en raison des nombreuses occasions d'infections que lui vaut le grand nombre de saillies qu'il est tenu d'effectuer. Aussi, pour peu que quelques-unes des chèvres soient infectées, le bouc contamine à son tour les femelles saines par le même mécanisme.

« Des constatations analogues ont été faites dans l'espèce ovine (Dubois) et il est infiniment probable que le rôle des reproducteurs mâles dans la transmission de la maladie pourra, à l'occasion, être observé chez toutes les espèces animales réceptibles. »

Quel plus bel exemple en donner que cette autre observation que nous empruntons également à Dubois; elle a été recueillie par cet auteur dans le but de chercher à déterminer l'époque approximative d'apparition de la maladie dans la région si éprouvée de Saint-Martial.

Le sieur B..., cultivateur à Lalabel, commune de Notre-Dame-de-la-Rouvière, tombe malade en avril 1903, gardant le lit trente mois et ne se rétablissant complètement qu'à la fin de 1907. Pendant sa maladie, il a présenté les symptômes suivants : épistaxis, fièvre rémittente, sueurs abondantes, fétides, douleurs lombaires, sciatique, orchite, rechutes, en un mot, le cortège symptomatique complet, reconnu aujourd'hui comme l'expression la plus nette de la fièvre de Malte chez l'homme.

Or, ce cultivateur possédait quatre chèvres qui avortèrent toutes sans causes connues quelques jours avant sa maladie. Ces chèvres, dont les gestations précédentes avaient été normales, avaient été fécondées en 1902, par un bouc arrivé depuis peu d'Espagne.

Dans ces conditions, on peut penser que la maladie a été apportée dans le pays cévenol par ce bouc espagnol, son introduction coïncidant avec l'apparition de la mélitococcie dans ce même pays resté jusque-là indemne.

Cantaloube (19) ne croit pas qu'il soit nécessaire de recourir au rôle des boucs pour expliquer les cas de contamination massive d'un troupeau de chèvres. Les chèvres des Cévennes, fait-il remarquer, estivent dans des chèvreries où elles se trouvent réunies en nombre variable pour y être couvertes en septembre ou octobre. Une cohabitation de deux mois offre, dit-il, les meilleures chances de contamination réciproque sans qu'il soit besoin de faire intervenir les rapports sexuels comme cause principale de contamination.

Nous estimons que la cohabitation si étroite des animaux dans la chèvrerie est, en effet, très propice au développement de la maladie dans le troupeau, mais les faits présentés par Dubois ont une telle netteté que la contamination par le coït ne peut-être mise en doute dans certains cas. Celui qui est relaté par Cantaloube, Aubert et Thibault peut, à notre avis, s'y rattacher.

Aubert, Cantaloube et Thibault (43) relatent qu'en août et septembre 1900, la majeure partie des habitants de la zone contaminée (*a*) auraient envoyé, pour

(43) Aubert, Cantaloube et Thibault. Une épidémie de fièvre de Malte dans le département du Gard. Contribution à l'épidémiologie de la fièvre de Malte en France (*Ann. Inst. Pasteur*, 1910).

(a) Les auteurs comprennent, sous le nom de zone contaminée, les faire couvrir, leurs chèvres, au nombre de 250 environ, dans une ferme située à peu de distance de Saint-Martial, la ferme des Blaquisses. Sur 146 chèvres couvertes aux Blaquisses et examinées par les auteurs, 61, soit 42 pour 100, étaient infectées; sur 64 chèvres couvertes ailleurs qu'aux Blaquisses, 8 seulement, soit 12,5 pour 100, étaient infectées. Par contre, dans la zone saine située au sud-est de la précédente (aucune chèvre n'avait été couverte cette année-là aux Blaquisses), aucune n'avorta, aucune n'était infectée.

Toutes ces constatations sont d'un grand intérêt et nous montrent que pour rechercher l'existence de la fièvre de Malte sur la population caprine d'une région supposée infectée, il serait indiqué comme le recommande DUBOIS *de procéder d'abord à l'examen des boucs utilisés pour la reproduction.*

Dans l'espèce ovine, on constate des faits analogues à ceux qui viennent d'être signalés. En ce qui concerne l'espèce humaine, les recherches de EYRE, MC NAUGHT, KENNEDY et ZAMMIT (35), ont montré que sur 134 prostituées à Malte, 41 montraient un sérum agglutinant : deux fois le *M. melitensis* fut isolé de leur mucus vaginal. Chez une femme mariée, convalescente de mélitococcie, le microbe spécifique fut isolé du lait, de l'urine, du mucus vaginal.

S'il paraît évident que l'infection des voies génitales soit le fait du passage de l'urine infectée, il serait inté-

une partie des communes de Sumène et de Martial, dont ils donnent d'ailleurs le plan dans leur travail.

ressant de voir si, chez le bouc, le sperme ne convoie pas également le *M. melitensis*. Le fait, pour la mélitococcie, d'être une septicémie chronique, une maladie de « toute la substance » nous porte à croire que le sperme à l'égal de toutes les autres sécrétions peut servir de voie d'élimination du microbe spécifique.

Quoi qu'il en soit, comme conclusion des pages qui précèdent, nous pouvons considérer l'infection d'une région déterminée comme un drame en trois actes dont le dessin ci-contre synthétise l'ensemble.

Le premier acte se passe à la chèvrerie de la montagne. Les chèvres des environs y sont amenées pour être fécondées, elles s'y contaminent soit entre elles, soit, ce qui est infiniment plus probable, par l'intermédiaire du bouc.

Le deuxième acte se déroule chez chaque propriétaire de chèvres. En même temps que la gestation suit son cours, l'infection se développe chez celles-ci ; beaucoup avortent, mais, qu'elles mènent à terme ou pas, le produit de la fécondation, la lactation s'établit. A partir du moment où la lactation s'établit le troisième acte commence. L'homme buveur de lait cru ou consommateur de fromages se contamine.

Cantaloube a noté cette importante observation que *la courbe de l'avortement ou de la mise-bas des chèvres pourrait se superposer à celle de la morbidité chez l'homme avec une avance de huit jours à un mois.* Mieux que toute discussion, ce parallélisme de deux courbes parle éloquemment en faveur de l'infection par le lait.

LA FIÈVRE MÉDITERRANÉENNE

De la chèvre à l'homme.

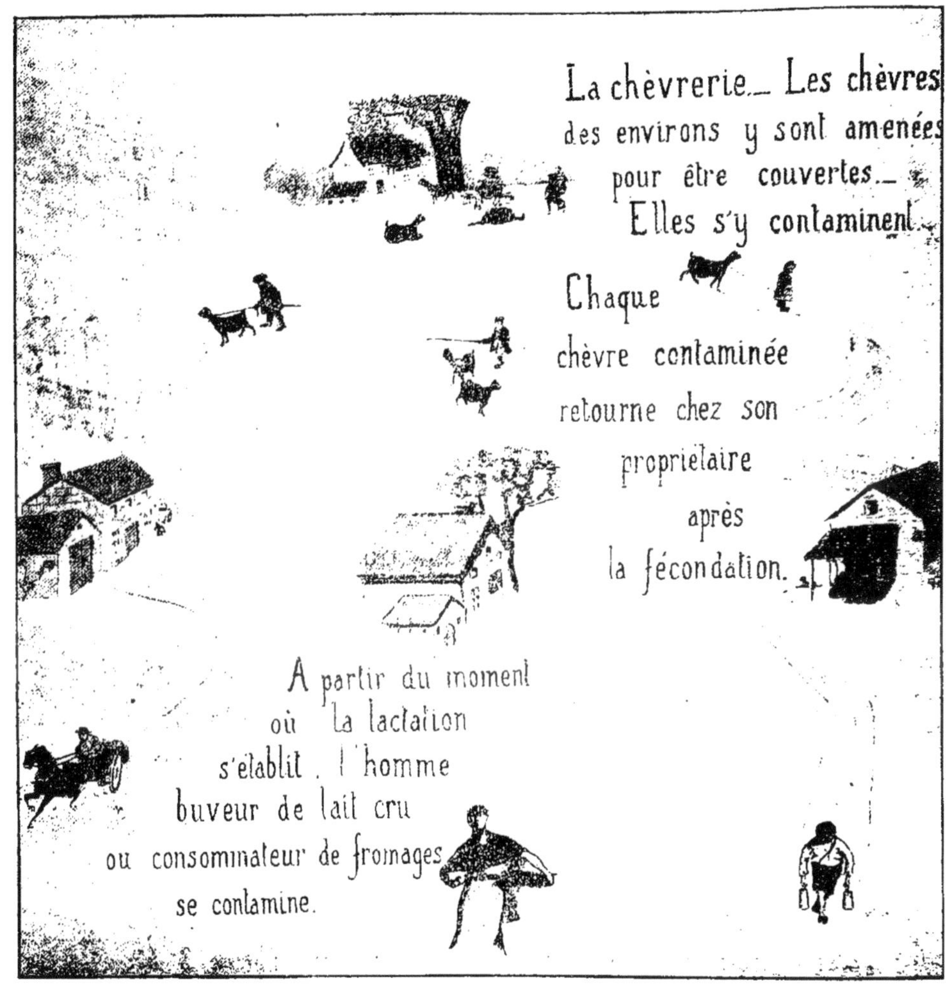

(Dessin de Vicherat.)

Le dessin ci-dessus nous fait témoins de la diffusion d'un microbe nocif qui, concentré au début dans l'organisme d'un animal reproducteur, le bouc, va se disperser d'abord dans l'espèce caprine par l'intermédiaire de toutes les chèvres qui sont venues à la chèvrerie pour être couvertes et ensuite dans l'espèce humaine par le lait que chacune d'entre elles aura sécrété.

De la *poussière d'épidémies* aura été ainsi créée par le jeu de toutes les circonstances qui favorisent l'épanouissement de la mélitococcie selon le schéma que nous venons d'en tracer.

L'exemple suivant, que nous empruntons à Cantaloube, est évidemment très frappant et complète tout à fait le dessin qui précède. Il démontrera *la facilité de propagation lointaine de la maladie.*

« Un paysan amène sa chèvre dans telle chèvrerie. Elle revient chez lui « pleine », mais avorte. Il conclut, avec raison, que la chévrerie est suspecte, et l'année suivante, confie l'animal à un autre chevrier. Si, à ce moment, cette chèvre garde encore le *coccus* de Bruce, elle contamine celles chez lesquelles elle cohabite. Et ce ne sont pas là des vues de l'esprit; au total, cette question de la contagion évoque l'hydre aux cent têtes. »

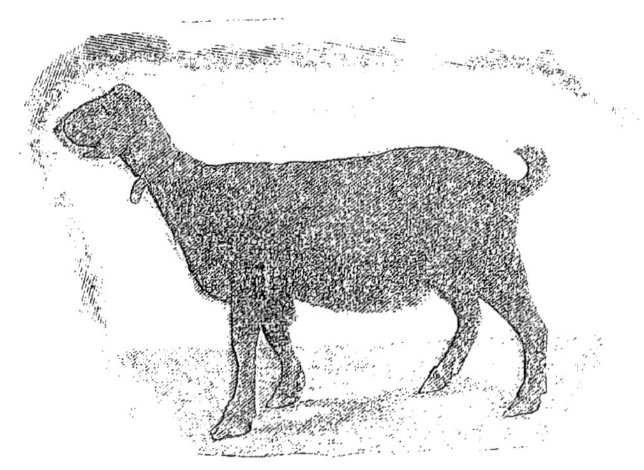

Une chèvre de Malte.

CHAPITRE VI

I

LA CONTAMINATION DE L'HOMME PAR LA CHÈVRE

Nous donnerons d'abord quelques renseignements zootechniques sur la chèvre de Malte (44) :

La chèvre de Malte. — La chèvre de Malte détient le record parmi toutes les chèvres laitières de l'univers.

En Algérie et en Tunisie, il faut compter sur une moyenne de 2 litres par jour. Après la mise-bas, on obtient 4 litres, quelquefois 5. C'est considérable comparé au poids de l'animal, dont la taille n'atteint pas, la plupart du temps, 60 à 70 centimètres au garrot, et qui fournit autant de lait que les meilleures laitières alpines, dont le poids est supérieur de 30 à 40 kilogrammes, et qui mesurent de 20 à 30 centimètres de plus au garrot.

(44) Nous les empruntons au livre de Crépin (J.), *la Chèvre*, chez Hachette et Cie, Paris, 1906.

La chèvre maltaise constitue un des éléments de prospérité de notre colonie algérienne; elle est, en effet, très répandue sur le littoral, où il n'est pas facile de trouver du lait de vache. Cependant, en Algérie, son aspect a subi quelques transformations, en raison des tentatives d'agrandissement qui ont été pratiquées au moyen de croisement avec des boucs de grandes races. Elle n'y donne pas autant de lait qu'à l'île de Malte, mais son produit est encore considérable, puisqu'il peut donner, avec une alimentation normale, environ 3 litres d'un lait remarquable par son goût et la qualité de beurre qu'il contient.

On trouve des maltaises de toutes les couleurs communes à la chèvre; cependant, sa toison n'affecte jamais la disposition des nuances observées chez la chèvre alpine. Elle est rousse, brun clair ou foncé, noire, blanche ou grise. Elle entremêle aussi ces couleurs en des taches bien accentuées. Quelques-unes, cependant, sont péchardes. Mais on ne trouvera jamais, comme fréquemment chez l'alpine, une bande noire ou foncée qui suit tout le long de l'épine dorsale, ainsi que les stries blanches ou simplement claires régnant de l'implantation des cornets aux commissures de la bouche, comme chez la Toggenbourg et la chèvre noire, poil ras, du Sundgau.

La Maltaise a beaucoup d'analogie avec la chèvre de Murcie, avec cette différence que les poils sont généralement longs, les oreilles légèrement cassées vers le bout et facilement tombantes, caractères empruntés à l'un de ses auteurs, la chèvre de Syrie. On la trouve aussi très fréquemment avec des oreilles très courtes, à la façon de la chèvre de Mancha, autre branche de ses ascendants.

Il y a aussi des chèvres de Malte très authentiques, à poil ras. La robe n'y fait rien pour la qualité de la bête.

Cependant, si la robe et la couleur sont des plus variées, la nuance qui prédomine dans la race et qui paraît le mieux la caractériser, c'est le jaune fromenté ou brun plus ou moins clair. La race à fixer nous paraît devoir atteindre cette couleur, avec du poil long et des oreilles légèrement tombantes et relevées vers le bout. L'œil est foncé et doux, à la façon de celui de la gazelle; la tête plutôt allongée; le chanfrein droit; le muffle légèrement renflé et pas de barbe au menton. Les cornes, contournées et grêles, font généralement défaut. Elles sont, en tout cas, en régression, comme dans toutes les races d'élite où la domestication fort ancienne a fait œuvre de sélection. La chèvre de Malte est ordinairement maigre, parce que l'abondance de sa nourriture profite à son lait.

Nous signalerons aussi à propos de la chèvre de Malte les pratiques auxquelles se livrent les Maltais pour déterminer l'activité de la glande mammaire. Pendant les derniers mois de la gestation, le pis de la bête est soumis à des massages prolongés, à des frictions douces et onctueuses. Cette opération est répétée le plus souvent possible, et l'animal, non seulement s'y prête volontiers, mais en manifeste une grande satisfaction. Il témoigne, d'ailleurs, un grand attachement à son chevrier, qui a pour lui les tendresses de l'Arabe pour son cheval. Après quelques semaines de ce régime, le sang afflue à la mamelle, les glandes descendent et se développent au bas du pis vers les trayons; de là, la forme bizarre de cet organe, étroit du haut et globuleux du bas. Cette même conformation existe chez la chèvre de Nubie. A l'encontre de ce qui se fait partout, le Maltais ne trait jamais sa bête à fond. L'épuisement du pis à chaque traite et la traite aux heures fixées sont considérés par les Suisses, grands connaisseurs en la matière, comme une condition essentielle pour le maintien d'une abondante lactation. Le Maltais prétend le contraire. Il laisse toujours dans chaque trayon la valeur d'un verre à bordeaux, afin, dit-il, d'entretenir la chaleur qui attire le lait. Il trouve même excellente la pratique de ne puiser à la mamelle que par petites quantités et par de fréquentes répétitions; il y voit un appel constant à la sécrétion lactée, et arrive, en effet, à tirer de ses bêtes de prodigieuses quantités de lait. Il est de fait que les chèvres donnant un très grand produit entre les mains d'un Maltais, deviennent des laitières insignifiantes dès qu'elles sont livrées aux soins des Arabes.

C'est peut-être également l'application des méthodes coutumières de nos parages qui font de la chèvre de Malte une laitière moins abondante entre nos mains. Le climat, pas plus que le régime alimentaire, n'exerceraient alors l'influence que l'on croit.

I. — LE LAIT, CULTURE DE *MICROCOCCUS MELITENSIS*, AGENT DE TRANSMISSION DE LA MALADIE

Si l'on jette un coup d'œil sur la carte I, qui nous montre quel est le domaine de la fièvre méditerranéenne, il est curieux de remarquer qu'à part quelques centres urbains, la maladie sévit toujours dans une région où l'on élève des troupeaux de chèvres et où l'on fait, par conséquent, une forte consommation du lait de ces animaux et des fromages qu'on en prépare. Aussi est-ce presque toujours dans des régions pauvres et montagneuses qu'existent les foyers de la maladie, là où il y a impossibilité d'élever la vache, là où le lait de chèvre, base de l'alimentation, constitue en même temps une source de revenus.

C'est, en effet, au lait de chèvre que l'on doit surtout la diffusion de la maladie dans l'espèce humaine, bien que, en dehors de cet animal, la plupart des animaux domestiques puissent être infectés.

Comme le disait F. Helme, dans son article médical du *Temps*,

« *C'est la faute des chèvres* » :

La chèvre malade élimine le M. melitensis par son lait et par son urine.

Nous avons vu antérieurement que le microbe de Bruce offre une très grande résistance à sa destruction dans le lait; la fermentation lactique lui porte guère atteinte, si bien que les fromages faits avec du lait de chèvres malades seront contagifères. Conséquemment, si la consommation de fromages n'ayant que quelques jours de date constitue un danger de contamination, que dirons-nous alors de l'ingestion d'un lait frais provenant d'un animal infecté, *lequel lait peut être considéré comme une véritable culture du M. melitensis.*

C'est, en effet, l'ingestion de lait d'une chèvre malade qui détermine dans la presque totalité des cas l'infection mélitoccoccique chez l'homme.

C'est la première conclusion à laquelle s'était arrêtée la Commission royale anglaise :

Le mode de contamination le plus fréquent pour l'homme est l'ingestion d'aliments infectés, surtout du lait.

L'expérimentation, d'une part, et l'observation minutieuse des faits cliniques, d'autre part, en donnent la preuve.

Expérimentalement, Kennedy (11) infecte des singes chez lesquels se développe une fièvre ondulante typique en leur faisant boire du lait de chèvre doué d'un pouvoir agglutinant marqué.

Les conditions dans lesquelles a éclaté la fameuse épidémie du *Joshua Nicholson* (4) ressemblent tout à fait à celles que l'on peut réaliser dans un laboratoire.

Le *Joshua Nicholson*, vapeur anglais, transportait en Amérique un troupeau de 65 chèvres maltaises, dont le lait, en cours de route, fut consommé par l'équipage, composé de 23 hommes. Pendant la traversée, 5 chèvres moururent et une épidémie éclata sur le personnel du bord : 8 hommes furent débarqués à Anvers et perdus de vue, mais chez 11 sur les 15 hommes qui continuèrent la traversée, une fièvre méditerranéenne typique, confirmée plus tard par le sérodiagnostic évolua.

Des 4 autres matelots qui restèrent indemnes, 2 ne buvaient pas de lait, et les 2 derniers, 2 mécaniciens, ne le consommaient qu'après l'avoir fait bouillir.

Un cas semblable à celui du *Joshua Nicholson* fut observé sur un transport de l'Etat qui menait un lot de chèvres de Dakar en France.

En Afrique australe anglaise, REICH (45), qui observa une épidémie de fièvre méditerranéenne, put faire la preuve que tous ses malades consommaient du lait de chèvre cru. Il fit remarquer, à cette occasion, qu'avant la guerre des Boërs, la maladie était complètement inconnue dans la région. Avant cette guerre, en effet, les vaches étaient nombreuses, mais les hostilités en diminuèrent considérablement le cheptel ; les prix d'achat augmentant au delà de toute prévision, on se décida à importer des chèvres qui amenèrent avec elles le *M. melitensis*.

En 1908, MM. DANLOZ, WÜRTZ et TANON (46), relatent une observation fort intéressante, dont voici le détail :

(45) REICH (F.). Ueber Maltafieber in Britisch Süd-Afrika *(Arch. f. Schiff u. Trop. Hyg.*, janvier 1911, p. 16).

(46) DANLOZ, WÜRTZ et TANON. Deux cas de fièvre de Malte aux environs de Paris *(Soc. méd. des Hôpitaux*, 4 déc. 1908).

M. X..., dans le but de propager l'usage du lait de la chèvre qu'il supposait, bien à tort d'ailleurs, réfractaire à la tuberculose, fit venir à Paris des chèvres d'Espagne, de Suisse, d'Asie-Mineure et de Nubie. Quelques temps après, une épidémie éclata chez les chèvres ; elle fit une vingtaine de victimes ; de leur côté, M. X... et son jardinier tombèrent malades. Soignés d'abord pour une fièvre typhoïde, on pensa ensuite, devant l'anomalie des symptômes, les rechutes et la longueur de la maladie, à la fièvre de Malte.

Les recherches faites montrèrent, en effet, que le sang de plusieurs chèvres et celui de deux hommes malades agglutinaient dans des conditions réputées caractéristiques par les auteurs compétents.

L'observation d'un cas mortel de fièvre ondulant signalée à Ajaccio par BARTET et DEFRESSINE est également importante (47) :

M. S... prenait, à son petit déjeuner, un peu de lait qu'on achetait à l'une de ces « bergères » qui viennent vendre en ville, soit du lait de vache, soit du lait de brebis ou de chèvre. Celle-ci, qui habitait la vallée de Saint-Antoine, aux environs d'Ajaccio, avait perdu, en 1912, un certain nombre de chèvres. Il n'y a pas de doute que celles-ci n'aient été contaminées et que c'est la consommation de leur lait qui ait infecté M. S...

L'origine caprine de l'épidémie de fièvre de Malte observée à Brue-Auriac (Var), par ROUSLACROIX, LIEUTIER et SIVAN (48) ne paraît pas douteuse.

(47) BARTET et DEFRESSINE, Un cas mortel de fièvre ondulante observé à Ajaccio (Corse). *(Bull. de la Soc. de Pathol. exotique*, 12 nov. 1913).

(48) ROUSLACROIX, LIEUTIER et SIVAN. Epidémie de fièvre de Malte à Brue-Auriac (Var) *(Comptes Rendus de la Soc. de Biologie*, 1911, t. II, p. 37).

Les chèvres de cette petite commune forment un troupeau de 16 têtes qui fournit le lait à la majeure partie de la population. Depuis août 1910, 6 ont avorté et les autres ont bien mis bas à terme, mais les chevreaux n'ont pas survécu, tous sont morts au bout de trois ou quatre jours.

Lagriffoul, Arnal et Roger (49) mettent également en relief le rôle capital, mais non exclusif cependant, du lait dans la contamination de l'homme. A Saint-Bauzile-de-Montmel, où ces auteurs enregistrèrent 25 cas sur 377 habitants, les chèvres sont nombreuses, le lait et le fromage qu'on en retire sont d'un usage courant dans l'alimentation.

La grande majorité des habitants de Saint-Martial (Gard), où P. Aubert, P. Cantaloube et Thibault (50) ont observé 106 cas, dont 6 décès, sur une population de 639 habitants, faisait un usage quotidien du lait de chèvre. *En même temps, une épizootie régnait sur les chèvres du même pays* et un certain nombre de ces animaux ont présenté une séro-réaction positive.

Dans son travail, Cantaloube (19) montre que, sur 144 malades à séro-réaction positive, 91 consommaient du lait ; cependant, il en est qui n'en buvaient jamais. Il faut donc, avec Cantaloube, refuser au lait un rôle exclusif ; nous insisterons sur ce point un peu plus loin, en montrant avec cet auteur que le fromage

(49) Lagriffoul, Arnal et Roger. la Fièvre de Malte dans l'Hérault (*C. R. Soc. Biol*, 1910).

(50) Aubert, Cantaloube et Thibault. La Fièvre de Malte dans le Gard (*Bull. Soc. Pathol. exot.*, 1910, n° 1 et *C. R. de la Soc. Biol.*, n° 33, 1909).

peut se substituer au lait comme porteur du *M. melitensis*.

Au cours de l'épidémie de Franquevaux (Gard), Dubois (54) signale que, sur 14 malades, 7 se sont contaminés par l'ingestion de lait infecté. Le même auteur relate qu'au cours de la petite épidémie qui a sévi à Nîmes en 1910, sur 19 personnes malades, 8 d'entre elles avaient consommé du lait et du fromage provenant de chèvres infectées.

Ferenbaugh (52) et Gentry (53) ont montré que la fièvre méditerranéenne existe au Texas. Ils ont signalé notamment 4 cas de la maladie chez de jeunes chevriers qui buvaient le lait de leur troupeau. A leur avis, la mélitococcie est endémique au Texas et certains cas de fièvre typhoïde atypique doivent être de la mélitococcie. Tous les malades qu'ils ont examinés avaient bu du lait de chèvres ou avaient donné leurs soins à ces animaux.

II. — LES FROMAGES CONVOYEURS DE LA MALADIE

Nous avons vu antérieurement que les *fromages* pouvaient contenir le microbe de Bruce et devenir alors, par leur consommation par l'homme, une cause d'infection chez celui-ci.

Cantaloube (19), avec raison, a appelé l'attention sur l'importance de ce facteur étiologique dans la fièvre

(52) Ferenbaugh (Th.-L.), *J. of the Amer. Med. Assoc.*, 26 août 1911.

(53) Gentry (Er.) et Ferenbaugh, *J. of the Amer. Med. Assoc.*, 23 septembre 1911.

(54) Dubois (Ch.), la Fièvre de Malte à Franquevaux (Gard), en 1910 *(Rev. Gén. de Méd. vét.,* 1912).

méditerranéenne. Si, sur les 144 malades dont il donne la statistique, 91 seuls buvaient du lait cru, 131 consommaient à l'état frais ou sec, indifféremment, du fromage de chèvre. D'autre part, l'histoire de 4 malades de Sumène, relatée par le même auteur, jette sur le fromage une légitime suspicion.

Les sujets des observations CXIV, CXV, CXVI, CXXV ne possédaient ni chèvres, ni lapins, n'avaient aucune relation avec un foyer quelconque de l'épidémie ou avec des maisons touchées, mais ils achetaient à des revendeurs des fromages provenant de chèvres contaminées.

En Corse (55), où la maladie prend de plus en plus d'extension, on a remarqué que les personnes atteintes étaient celles qui consommaient du « bruccio », fromage de chèvre fabriqué dans la montagne par les bergers, très estimé de la population, et qu'on arrose de lait pour le rafraîchir au moment de l'envoyer au marché.

II

LA FIÈVRE MÉDITERRANÉENNE EN FRANCE

Il était nécessaire de connaître le mode principal de contamination de l'homme par la chèvre avant de voir quelle était l'étendue de la maladie en France. Cette partie du travail complète d'ailleurs l'étude succincte que nous avons faite, au début, de l'aire géographique

(55) Marcel Léger et Ch. Dominici-Urbani. Foyer de mélitococcie en Corse (*Bull. de la Soc. de Pathol. exot.*, 1912, n° 8, p. 657).

de la fièvre méditerranéenne et trouve des éclaircissements additifs dans le chapitre V et la première partie du chapitre VI.

La dénomination de *fièvre de Malte*, donnée à l'infection mélitococccique par les premiers auteurs qui s'en sont occupés, est due à ce que c'est dans l'île de Malte que les premiers cas en ont été signalés comme devant se rattacher à un type nosologique spécial.

C'est l'île de Malte qui doit être considérée comme le foyer primitif de cette affection. C'est de cette île que la maladie a rayonné sur tout le littoral méditerranéen par l'intermédiaire des chèvres qui en provenaient directement.

C'est toujours la chèvre — ou le bouc — que l'on rencontrera au point de départ de l'infection dans une région donnée.

Il ne s'agit pas de savoir quelle a pu être l'origine du premier cas de mélitococcie : ce serait là une question oiseuse qui resterait sans réponse. Il s'agit simplement d'établir les circonstances dans lesquelles la maladie a pénétré dans quelques-unes des régions où elle existe actuellement à l'état endémique : une pareille recherche nous fournira, c'est certain, les indications utiles à stipuler dans une bonne police sanitaire de la fièvre méditerranéenne.

Les deux précieuses qualités de la chèvre de Malte : bonne laitière et grande rusticité, ne peuvent que faciliter sa pénétration sur les marchés. Les migrations commerciales de cet animal ont donc servi à propager la maladie à l'homme et aux chèvres autochtones.

Carte III

LA FIÈVRE MÉDITERRANÉENNE EN FRANCE

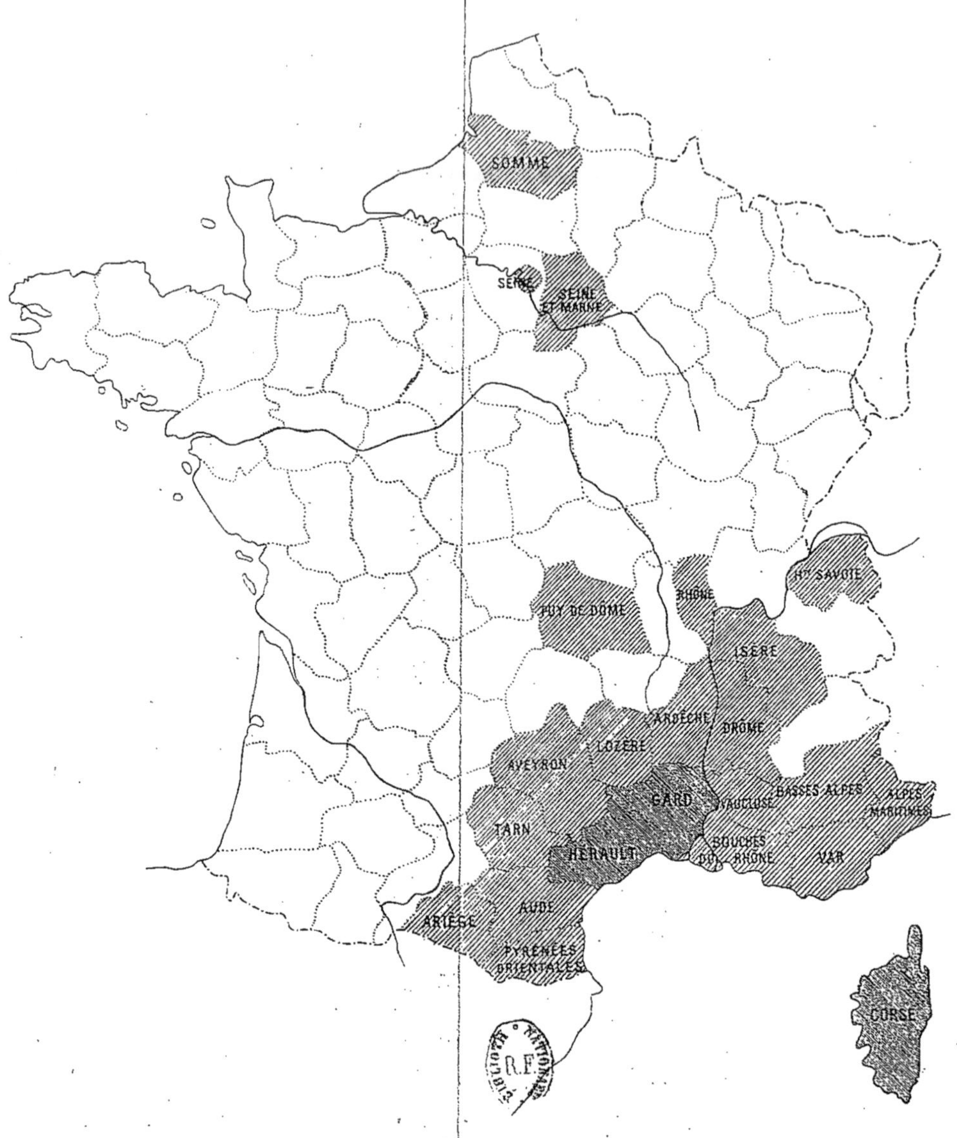

Carte dressée par Ch. Porcher et P. Godard.

La contamination a pu d'autant mieux se faire que, jusqu'à ces dix ou onze dernières années, on était dans l'ignorance complète des conditions dans lesquelles la maladie se propageait.

Nous rappellerons que la Commission anglaise s'est lancée dans toutes les directions où l'étiologie des principales maladies microbiennes jusqu'ici connues lui indiquait d'aller avant de trouver *la cause vraie : la consommation du lait de chèvre.*

Le commerce des chèvres étant, par conséquent, libre, la dissémination de la maladie ne supportait aucune entrave.

En France, la constatation scientifiquement démontrée et, par conséquent officielle — c'est un qualificatif qui convient ici — de la maladie chez l'homme, est de date récente (1908), mais, en fait, la fièvre méditerranéenne a été soupçonnée bien antérieurement, par ROUSTAN, à Cannes, en 1901 (19), par plusieurs médecins, SIMONPIÉTRI, FRANCESCHI, en Corse (55), dès 1892.

En France, c'est le département du Gard qui est le plus éprouvé.

Dans l'arrondissement du Vigan, existe une région dépendant du canton de Sumène et comprenant la presque totalité des communes de Sumène et de Saint-Martial, où la morbidité a été très élevée. En y joignant quelques points très voisins, mais appartenant au département de l'Hérault, on constitue une zone dont l'infection a très probablement une commune origine.

La première atteinte chez l'homme semble remonter, dit DUBOIS (24), au moins à l'année 1903, et à son sujet, cet auteur, ainsi que nous l'avons vu, a pu incriminer un bouc d'origine espagnole.

Les arrondissements de Nîmes et d'Alais ont été surtout contaminés par les hommes et les animaux venant de l'arrondissement du Vigan et spécialement de la région de Saint-Martial. Cependant, dans un certain nombre de cas, la contamination a été le fait de chèvres en provenance directe de l'île de Malte.

« L'introduction de la mélitococcie en Corse coïncide, disent LÉGER et DOMINICI-URBANI (55), avec l'importation,. dans l'île, de chèvres étrangères, et, en particulier, de chèvres venues de Malte. Ce sont les propriétaires du cap Corse, ceux de Centuri surtout, qui auraient songé à faire venir des pays voisins un certain nombre de caprins, dans le but d'améliorer la race du pays, et c'est vraisemblablement cette partie du cap qui a été la première infectée.

« Il est certain que ne sont pas seuls infectés les descendants des bêtes étrangères qui portent encore, malgré le croisement, des caractéristiques de la race originelle. Les caprins corses eux-mêmes véhiculent le germe de l'infection. »

L'apparition de la maladie dans l'Ariège (56) est tout à fait caractéristique et montre le rôle que peuvent jouer les troupeaux ambulants de chèvres dans la dissémination de la maladie, point qui avait été antérieurement l'objet d'une discussion à l'Académie de Médecine (57).

(56) CAZENEUVE, Apparition de la fièvre méditerranéenne dans l'Ariège *(Bull. de la Soc. de Path. exot.*, 1911, p. 92).

(57) DEBOVE, COURMONT et ARLOING *(Bull. Acad. de Méd.*, n° 37, 22 novembre 1910, p. 343).

Carte IV.

LA FIÈVRE MÉDITERRANÉENNE DANS LE DÉPARTEMENT DU GARD

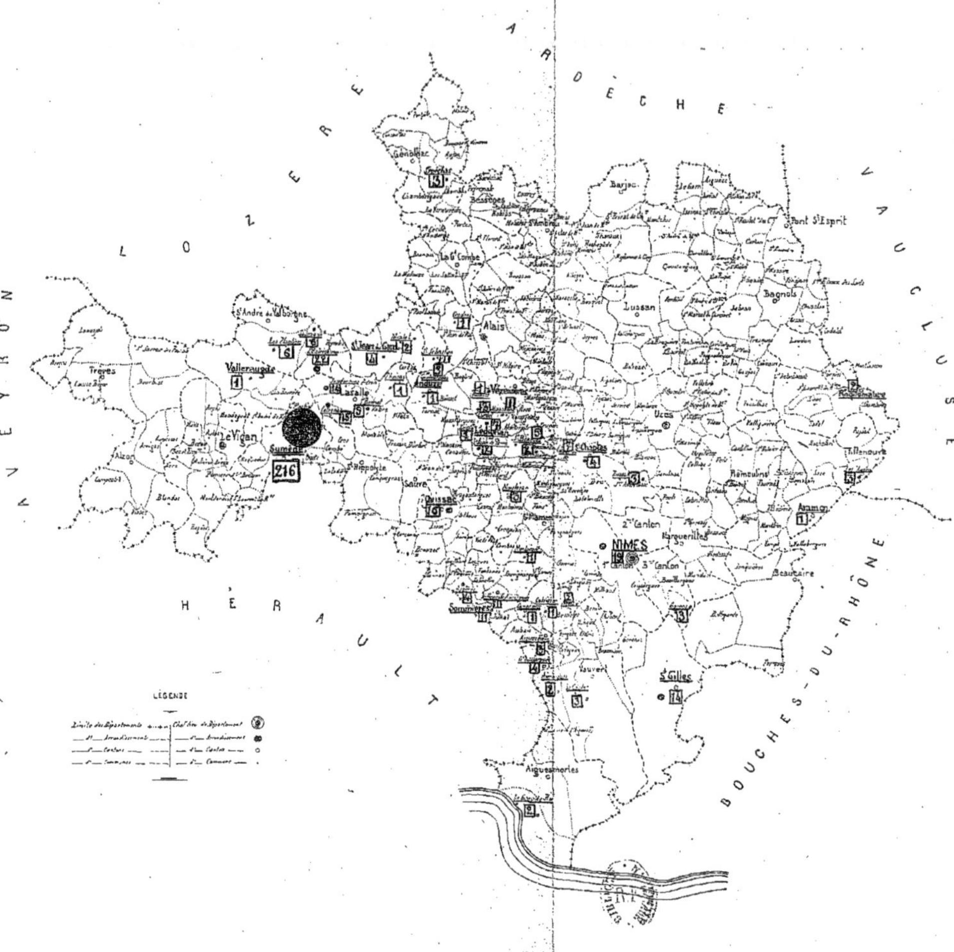

Carte dressée par Ch. Dubois, vétérinaire départemental du Gard, Ch. Porcher et P. Godard.

Plusieurs cas de fièvre méditerranéenne, dit CAZENEUVE, se sont produits, durant l'été 1910, à Saint-Girons, dans l'Ariège. L'apparition de cette affection, dans une localité où elle était jusque-là inconnue, est assez démonstrative.

Des chevriers parcourent en été les villes du Midi. Lorsque la chaleur du jour est tombée, ils conduisent leur troupeau dans les rues et vont, de porte en porte, offrir le lait de leurs animaux. Ce lait, auquel on attribue des vertus souveraines, est bu, encore chaud, par des jeunes filles qui cherchent un remède à leurs pâles couleurs. Si le troupeau est infecté, la contagion va ainsi à domicile choisir ses victimes.

Un chevrier arrive, en mai 1910, à Saint-Girons. *Il est des Basses-Pyrénées, près de l'Océan, mais il va acheter un troupeau dans les montagnes du Gard*, centre important d'élevage de chèvres. L'infection méditerranéenne, qui est fréquente dans les troupeaux de cette région, vient d'étapes en étapes, conduite par ce chevrier, jusque dans l'Ariège.

Deux mois après son arrivée à Saint-Girons, le troupeau avait périclité, deux chèvres même, m'a-t-on dit, avaient succombé. Tout est su dans une petite ville; les portes se fermèrent bientôt devant le chevrier, qui alla continuer à Foix son industrie.

Il fut possible de caractériser avec certitude la fièvre de Malte chez quatre personnes. Le chiffre des personnes atteintes semble avoir été restreint.

L'hôtelier, qui donnait asile au troupeau, qui s'occupait lui-même de la toilette de l'écurie et ne buvait jamais de lait, fut le premier frappé. C'était un homme de quarante-cinq ans, très robuste. Il présenta le type ambulatoire de la maladie, dont l'évolution fut bénigne. Il était pris plusieurs soirs de suite d'accès de fièvre et de sueurs, qui s'accompagnaient de quelques troubles gastriques.

Bien qu'il eût, par instant, des températures atteignant 40 degrés, il ne s'alita pas et n'abandonna pas des occupations parfois pénibles.

Chez deux jeunes filles et chez une jeune femme, clientes habituelles du chevrier, la fièvre de Malte avait pris le masque d'une tuberculose pulmonaire chronique, forme qui lui a fait donner le nom de phtisie méditerranéenne.

De Malte, la mélitococcie a gagné la Tunisie, l'Algérie, l'Italie, l'Espagne et, de proche en proche, tout le littoral de la mer méditerranéenne.

L'Espagne est nettement infectée et les chèvres espagnoles devraient être aussi surveillées que les maltaises.

Il peut être parfois difficile de saisir exactement la relation de cause à effet qui existe entre le lait de chèvre et la fièvre méditerranéenne lorsqu'on se trouve en pays profondément infecté, parce que les autres modes de contamination peuvent intervenir ; mais il n'en est plus ainsi quand on assiste à l'éclosion d'un foyer à une distance très éloignée de toute zone infectée. *L'arrivée de chèvres laitières infectées est la condition nécessaire pour que la maladie fasse son apparition chez l'homme, ainsi qu'il ressort de nombreuses observations.*

A la typique observation signalée ci-dessus de Danlos, Würtz et Tanon (46), nous pourrions ajouter celle de Sicard et Lucas (58), celle de Guillain et Troisier (59), et, enfin, celle de Mazuré (60). Dans le cas de Guillain et Troisier, l'animal contaminateur était originaire de Provence ; dans l'observation de Mazuré, il y a lieu d'inculper des brebis venant du Midi de la France et qui furent importées en Picardie.

On saisit donc toujours la coïncidence de la maladie chez l'homme sous forme de cas isolés, sporadiques, avec une épizootie chez les chèvres ou chez les brebis.

L'apparition de la fièvre méditerranéenne dans l'Afrique australe anglaise après l'introduction de chèvres laitières dont on avait eu besoin pour suppléer au manque de lait provenant de la raréfaction du cheptel bovin après la guerre des Boers, est également très probante (45). *La chèvre passe la première, la maladie, chez l'homme, suit.* On peut donner à toutes ces obervations une traduction aphoristique sous la forme suivante :

Pas de chèvre, pas de fièvre méditerranéenne.

C'est sous un autre énoncé la juste réflexion de F. Helme, que nous avons rappelée antérieurement.

Dès l'instant où l'attention est attirée sur la relation très étroite de cause à effet qui existe entre l'ingestion de lait infectant ou la consommation de fromages fabriqués avec ce lait et l'apparition de la maladie chez l'homme, il est clair que la cohabitation plus ou moins médiate de la chèvre et de l'homme devra toujours être suspectée quand celui-ci présentera des symptômes qui feraient penser à la fièvre méditerranéenne.

Devant l'impossibilité de s'en tenir à l'examen clinique pour affirmer l'existence de la maladie aussi bien chez l'homme que chez l'animal, il faudra faire appel aux ressources du laboratoire pour fixer le

(58) Sicard et Lucas. Fièvre de Malte avec contrôle bactériologique (*Bull. Soc. méd. des Hôp. de Paris*, 1909, p. 226).

(59) Guillain et Troisier. Un cas de fièvre de Malte à Paris (*C. R. Soc. Biol.*, 10 décembre 1909, p. 653).

(60) Mazuré. La Fièvre de Malte en Picardie (*Bull. Soc. méd. des Hôp. de Paris*, 1910, p. 817-824).

diagnostic. Dans ce but, on utilisera la culture du sang ou d'un prélèvement par ponction de la rate, la recherche dans l'urine et surtout la séro-réaction et la lactoréaction, dont nous avons parlé antérieurement.

En procédant ainsi, on arrivera certainement à dépister la fièvre méditerranéenne, là où on ne l'aurait qu'à grand'peine soupçonnée. Aussi n'est-il pas douteux, comme le dit Würtz, que les diverses observations de mélitococcie signalées dans notre pays en ces derniers temps, ne sont que le commencement d'une longue série. Il appartient aux médecins et aux vétérinaires de s'employer, avec l'aide des méthodes dont dispose le laboratoire, à établir un diagnostic précoce de la maladie chez l'homme et chez l'animal. C'est d'ailleurs là un point sur lequel nous insisterons quand, à propos de la prophylaxie, nous examinerons quels moyens devront être mis en œuvre par la police sanitaire de la mélitococcie.

C'est par l'hémoculture que, dans l'Ouganda, Bruce, Hamerton, Bateman et Mackie (61) observent chez les indigènes une curieuse maladie, « la muhinyo », dont les symptômes rappelaient beaucoup ceux de la fièvre méditerranéenne. Ils isolent, en effet, le *M. melitensis* dans le sang des malades et dans celui des chèvres qui cohabitaient avec eux.

(61) Bruce, Hamerton, Bateman et Mackie. « Muhinyo » a disease of natives in Ouganda (*Proc. Royal Soc. Series, B.* 1910 et *the J. of Trop. Med. a Hyg.*, p. 249, 1910.

III

QUELQUES AUTRES MODES DE CONTAMINATION

Si le lait joue un rôle considérable dans la transmission de la fièvre méditerranéenne de la chèvre à l'homme, il ne saurait en être, [ainsi que le dit CANTALOUBE (19) avec raison, le facteur exclusif.

Sans insister dans ce travail sur les autres modes de contagion, nous devons cependant faire mention ici de ceux qui ont été signalés par les différents auteurs qui se sont occupés de la question.

Le danger bien connu du maniement des cultures de *M. melitensis* a déjà fait plusieurs victimes dans les laboratoires (62, 63, 64), la plus petite piqûre souillée par le microbe pouvant donner la maladie. *Aussi est-il très plausible d'admettre que du lait d'une chèvre malade déposé sur les mains d'un trayeur malpropre ait pu lui donner la maladie par la souillure d'écorchures très superficielles et qui, pour cette raison, peuvent passer souvent inaperçues.*

L'observation antérieurement rappelée de CAZENEUVE (56) contient un fait qui paraît venir à l'appui de cette opinion.

(62) NICOLLE. Une observation de fièvre méditerranéenne par contamination de laboratoire *(Arch. Inst. Past. de Tunis*, 1906).

(63) F. WIDAL, L. KINDBERG et COTONI. Contagion de laboratoire de la fièvre de Malte *(Bull. Ac. Méd.*, 15 nov. 1910, p. 328).

(64) S. ARLOING, J. COURMONT et GATÉ. Nouveau cas de propagation de la fièvre de Malte par les cultures au laboratoire *(Bull. Ac. Méd.*, 22 nov. 1910, p. 343-348.)

Dans le même ordre d'idée, nous rappellerons avec Auclair et Braun (65) et Gouget, Agasse-Lafont et Weill (66) que des bouchers de Paris qui ne buvaient jamais du lait de chèvre ont été contaminés après avoir dépouillé, lors de l'abatage, des chèvres malades en provenance de milieux infectés.

Les chèvres malades rejettent également du *M. melitensis* par leurs urines. Il y a là une véritable bactériurie. L'urine souille les litières et la fermentation ammoniacale subséquente n'atteint pas profondément, ainsi que nous l'avons dit, la vitalité de l'agent spécifique. L'urine devient alors aisément un agent de contamination pour les animaux voisins ainsi que pour l'homme. Les rongeurs parasites des habitations, rats et souris, en se contaminant à leur tour par les urines, peuvent transporter la maladie dans le voisinage, [Séjournant (67).]

Brumpt (68), parlant du rôle de l'urine dans la fièvre de Malte, s'exprime ainsi :

« Au sujet de l'étiologie de la fièvre méditerranéenne chez les chèvres, je crois bon de signaler une particularité biologique de ces animaux, que je n'ai vu citer nulle part. Les boucs, les chèvres aiment boire l'urine des chèvres et celle de leurs congénères. J'ai même eu

(65) Auclair et Braun. Deux cas de fièvre de Malte vraisemblablement contractés à Paris (*C. R. Ac. Sciences*, 27 déc. 1909, p. 1403).

(66) Gouget. Agasse-Lafont et Weill. Nouveaux cas de fièvre de Malte contractés en France (*Soc. méd. des Hôp. de Paris*, déc. 1909).

(67) J. Sejournant, la Fièvre méditerranéenne en Algérie en 1912 (*Annales de l'Institut Pasteur*, 25 oct. 1913).

(68) Brumpt, Discussion à la suite d'une communication de M. du Bourguet sur la fièvre de Malte en Corse (*Bull. Soc. Path. exot.*, 1910, p. 785, séance du 14 décembre).

l'occasion de voir en Algérie des boucs uriner directement dans leur bouche et, dans les hautes montagnes d'Abyssinie, les animaux, peut-être privés de sel, se disputent l'urine de l'homme. Comme les microbes de la fièvre méditerranéenne peuvent passer dans l'urine, je crois qu'il y a, en dehors de la contamination par le lait qui ne pourrait infecter que les animaux à la mamelle, une contamination par l'intermédiaire de l'urine qui présente une certaine importance et qui peut compliquer singulièrement la prophylaxie. »

Il semble, d'ailleurs, que d'autres sécrétions peuvent encore contribuer à éliminer le *M. melitensis*. Zammit (11) a déjà signalé la présence du microcoque dans le canal génital des prostituées de Malte, et la transmission de la maladie du bouc à la chèvre par le coït est sinon démontrée expérimentalement, tout au moins plausible, ainsi que nous l'avons vu antérieurement.

CHAPITRE VII

PROPHYLAXIE DE LA FIÈVRE MÉDITERRANÉENNE

Le mécanisme de la contamination de l'homme par le *M. melitensis* est en somme extrêmement simple. Il se ramène dans l'immense généralité des cas au contact de l'homme et de la chèvre, contact qui s'établit par l'intermédiaire de la sécrétion lactée de celle-ci.

Par conséquent, le meilleur moyen de combattre l'extension de la maladie dans l'espèce humaine est de faire de la prophylaxie chez les animaux.

Les mesures sanitaires seront donc prises surtout en vue d'empêcher la contamination de l'homme, mais il nous apparaît digne de remarque qu'on pourrait tout aussi bien ne les considérer qu'au point de vue de la chèvre seule.

Chez l'homme, la maladie n'a pas la relative bénignité qu'on lui attribue généralement. Spagnolio (69) signale 5 décès sur 35 cas, Reich (45) une mortalité de 7.14 pour 100 dans le district de Senekal sur 124 cas.

(69) Spagnolio (G.), Una epidemia di febbre di Malta nel territorio di S. Martino (Prov. di Messina) (*St. int. a mal. tropicale d'Italia*. 1911).

D'autre part, on ne peut que souscrire à ce qui est dit par l'auteur de la Revue sur la fièvre de Malte, publiée dans le *Bulletin de l'Office International d'Hygiène publique* (70).

« L'opinion classique octroie un pronostic bénin à la fièvre ondulante, se basant sur ce que, d'après les statistiques, la mortalité ne dépasse pas 3 pour 100 dans la marine et l'armée anglaises. Néanmoins, la durée indéfinie des rechutes, la désillusion et l'affaiblissement que chacune laisse après elle, les séquelles diverses qui peuvent s'ensuivre ne sont pas des éléments négligeables dans le pronostic. « La fièvre ondulante, « a-t-on dit, fait le lit à toutes les infections intercur- « rentes ». Ce qui fait la gravité de la maladie, c'est sa durée. »

Chez les animaux, la maladie entraîne des troubles économiques sérieux par le retentissement marqué qu'elle a sur la sécrétion mammaire qu'elle amoindrit, et, contrairement à ce que dit Dubois, elle cause parfois une mortalité notable.

Léger et Dominici-Urbani (55) disent, en effet, que « il est de toute évidence que les animaux de race caprine paient chaque année une dîme importante à la mélitococcie. Les amaigrissements rapides, les avortements *sine causa*, les mammites, les boiteries sans lésions apparentes avaient été maintes fois remarquées dans certains troupeaux. Les propriétaires réunissaient tous les états pathologiques sous le nom local de *musinu* et les attribuaient à de l'anémie consécutive au

(70) *Bull. Off. Int. Hyg. publ.*, IV, 1912, p. 1180-1211.

manque de soins et à une alimentation insuffisante, principalement durant l'hiver. Durant ces dernières années, la mortalité par *musinu* dépassait, dans quelques localités, 20 pour 100 et les compagnies d'assurances ne voulaient plus assurer les animaux ».

Il semblerait qu'une prophylaxie collective basée, d'une part, sur l'élimination des animaux atteints en milieux infectés et, d'autre part, sur l'interdiction de leur entrée en zones saines, devrait suffire à garantir l'homme d'une infection si facilement possible. Malheureusement, quand on examine de près quelles pourraient être les conséquences d'une police sanitaire basée sur ces deux mesures, on s'aperçoit vite qu'elles ne peuvent être que très relatives.

En milieux infectés, l'épidémicité de la fièvre méditerranéenne, fait remarquer Cantaloube avec beaucoup de raison, découle de son endémicité. A l'heure actuelle, la maladie est endémique en France, dans les régions dont nous avons parlé antérieurement, au point qu'il suffirait presque à un esprit avisé de penser qu'il pût avoir affaire à la fièvre de Malte pour en découvrir de nouveaux cas.

Si seules les chèvres de Malte étaient atteintes par le micrococque de Bruce, l'action de la police sanitaire se ferait mieux sentir ; mais rapidement les races autochtones se contaminent au contact de la race maltaise et disséminent la maladie chez l'homme et les animaux. Dans ces conditions, la surveillance de l'introduction des chèvres maltaises dans une région déjà infectée peut n'apparaître, à certains esprits, que comme une mesure de second ordre.

Nous estimons toutefois que, malgré les difficultés, la lutte est toujours possible; mais il est indispensable, pour qu'elle réussisse, que les mesures édictées soient appliquées avec rigueur. Ce n'est qu'à ces conditions que les critiques qui ont pu être adressées aux procédés d'une prophylaxie collective risquent d'être vaines.

Nombreuses sont les dispositions qui ont été prises ou suggérées dans certains pays pour enrayer le développement de la fièvre méditerranéenne. Nous allons les énumérer.

Les premières en date concernent l'île de Malte (a). Les unes viennent en application d'une ordonnance générale de 1908 visant la police sanitaire des animaux domestiques, les autres sont particulières à la fièvre de Malte même.

RÈGLEMENT

élaboré par Son Excellence le Gouverneur, le 28 décembre 1908, en vertu des dispositions contenues dans la deuxième partie de la quatrième ordonnance sanitaire de 1908.

Dispositions préliminaires

1. — Dans ce règlement, les mots auront le même sens que dans la quatrième ordonnance sanitaire de 1908, à moins qu'il n'en soit autrement décidé.

2. — Le lieu de quarantaine envisagé dans ce règlement sera le Lazaret du port de Marsamuscetto, ou tout autre lieu établi par l'ordre du Gouverneur.

3. — Le quai de débarquement des animaux de provenance étrangère, envisagé dans ce règlement, sera le quai

(a) Nous remercions ici vivement M. Zammit de l'extrême obligeance qu'il a apportée à nous adresser quelques documents intéressants.

de Ras Hanzir dans le Grand Port, ou quelque autre local désigné par le Gouverneur.

4. — « Port ou lieu infecté » signifie tout lieu qui, par la publication d'une note insérée dans le *Journal du Gouvernement* a été déclaré par S. E. le Gouverneur être un lieu contaminé par une maladie à laquelle est applicable la deuxième partie de la quatrième ordonnance sanitaire de 1908.

5. — « Observation » signifie isolement des animaux dans la station de quarantaine.

Première Partie

Animaux de provenance étrangère

6. — Les animaux sains de provenance étrangère seront débarqués sur les quais destinés à de tels animaux.

7. — Les animaux contaminés de provenance étrangère seront débarqués à la station de quarantaine.

8. — Les animaux des races mentionnées dans les articles 10, 11, 13 et 14 (a) de ce règlement, importés dans ces îles, devront être accompagnés d'un certificat émanant de l'autorité consulaire britannique, ou, à défaut d'une telle autorité, de l'autorité gouvernementale locale, certificat qui mentionnera le nombre exact des animaux embarqués et la date de leur embarquement.

9. — *Il sera permis au vétérinaire du Gouvernement de soumettre, à son arrivée, n'importe quel animal de provenance étrangère, à n'importe quelle épreuve, aux dépens du propriétaire, ou de l'importateur, pour affirmer si l'animal est suspect de maladie.*

. . . .

Troisième Partie

22. — Sur l'avis du vétérinaire du Gouvernement au sujet de l'existence d'une maladie dans une étable, dans

(a) Dans les articles visés, il n'est pas parlé de chèvres.

un champ ou autre local, celui-ci donnera l'ordre nécessaire pour l'isolement d'un tel local.

23. — Si un local est déclaré infecté de maladies, aux termes de l'article 81 de la quatrième ordonnance sanitaire de 1908, les règlements suivants seront observés :

1° Le lieu infecté sera isolé ;

2° Il ne sera permis à aucune personne de sortir d'un tel local ou d'en sortir quelque animal ou objet sans l'autorisation du vétérinaire gouvernemental ;

3° Toute personne qui sortira d'un lieu contaminé sans l'autorisation du vétérinaire du Gouvernement, sera sujette à être immédiatement conduite à la station de quarantaine, pour être désinfectée, ou bien pour être soumise à l'observation pendant le temps réputé nécessaire d'après l'avis du Surintendant.

24. — Tout animal malade ou suspect de maladie pourra être retenu à la station de quarantaine le temps que le Surintendant jugera nécessaire.

25. — Il ne sera pas permis d'enfouir le corps d'un animal de l'espèce bovine, ovine ou équine ou suine (a), sans le permis du médecin vétérinaire, ni d'emporter du fourrage, des ustensiles ou autres objets d'un endroit où des animaux de cette race auraient été trouvés morts.

26. — Il sera permis au Surintendant de donner des ordres nécessaires pour le transport, pour l'enfouissement du corps d'un animal.

27. — Il sera permis au Surintendant d'ordonner le nettoyage et la désinfection des bateaux, lieux et zones infectés, de même que la désinfection des personnes qui seraient trouvées au contact d'un animal malade ou suspectes d'être elles-mêmes tombées malades, ou qui auraient été employées auprès de tels animaux.

La lecture du règlement ci-dessus nous montre qu'au

(a) Ici encore, l'espèce caprine n'est pas visée.

moment où il a été établi, on ne pensait pas à la fièvre méditerranéenne, mais son esprit est d'une telle généralité qu'il reste dans ses principales dispositions d'application stricte à cette maladie qui devait être visée ultérieurement par une réglementation particulière.

Règlement du 21 juin 1909, établi par le Gouverneur de l'île de Malte, relativement à la vente du lait de chèvre ou de brebis et à la surveillance des étables.

1° Tout laitier qui possèdera des chèvres ou des brebis laitières devra en aviser, dans les quarante-huit heures, l'inspecteur sanitaire du district et fournir tous les renseignements demandés par cet inspecteur.

Celui-ci tiendra un registre où les renseignements seront consignés.

2° Toute chèvre ou brebis portera une marque, un collier ou toute autre marque distincte permettant de l'identifier, au jugement du Surintendant de la santé publique. Chaque marque portera l'indication du district et un numéro d'ordre, outre les signes qui pourront être approuvés par le Gouverneur.

3° Toute chèvre ou brebis inscrite comme ci-dessus et tout autre animal fournissant du lait seront soumis à l'examen d'un agent sanitaire au moins deux fois par an.

Le propriétaire ou le détenteur de ces animaux devra les présenter à l'agent examinateur à l'époque et dans le local désigné pour chaque district.

4° Tout agent sanitaire pourra légalement visiter et examiner de temps à autre et pendant la période qu'il jugera nécessaire, toute bête laitière ou non, dans le but de rechercher si elle est atteinte de la fièvre méditerranéenne.

5° Tout agent sanitaire pourra prélever sur les animaux,

pour les examens prévus aux articles 3 et 4, un ou plusieurs échantillons de lait ou de sang.

6° Toute étable laitière sera pourvue de fenêtres dont la dimension ne devra pas être inférieure au douzième de sa surface totale et d'au moins deux ventilateurs placés, l'un près du plafond, l'autre près du sol. La surface totale de ces ventilateurs mesurera un pouce carré par quinze pieds cubiques.

7° Le sol de toute étable laitière devra être fait de matériaux imperméables, avec des caniveaux d'évacuation approuvés par l'ingénieur sanitaire. Si on emploie l'asphalte, la couche devra mesurer au moins un pouce d'épaisseur et reposer sur de la pierre ou un sol bien battu. Si on emploie le ciment, la couche devra mesurer au moins quatre pouces et être composée de quatre parties de morceaux de pierre dure, deux parties de sable et une partie de bon ciment de Portland.

8° Il est interdit de vendre ou de conserver pour la vente du lait provenant d'animaux qui n'ont pas été inscrits comme l'indique l'article 1er ou qui ne portent pas les marques prévues à l'article 2.

9° *Nul ne pourra, sans permission spéciale du surintendant, tenir un hôtel, restaurant, café ou boutique où l'on conserve du lait pour le vendre comme boisson, sans que ce lait n'ait été bouilli au préalable.* La preuve que le lait n'est pas conservé pour être utilisé comme boisson est à la charge du tenancier de l'hôtel, restaurant, café, etc.

10° Il est interdit de vendre, dans tous les lieux énumérés ci-dessus, du lait destiné à la consommation dans le local, si ce lait n'a pas été bouilli au préalable, à moins que ce lait ne soit trait, au moment même de la vente, d'un animal inscrit dans les conditions de l'article 1er.

11° Tout agent sanitaire aura le droit d'entrer dans les étables laitières à quelque moment que ce soit, pour vérifier si aucune chèvre ou brebis laitière ne s'y trouve en contravention avec l'article 1er ; il aura le droit de pénétrer dans les locaux visés aux articles 9 et 10, à l'effet de constater si les dispositions de ces articles y sont observées (a).

Le 12 février 1908, sur la proposition de Ch. Nicolle (de Tunis), la Société de Pathologie exotique a émis les vœux suivants :

La Société de Pathologie exotique considérant que :

1° Des cas de fièvre méditerranéenne assez nombreux ont été signalés en Algérie-Tunisie.

2° Que l'ingestion de lait de chèvres infectées par le microbe de la fièvre méditerranéenne est un des modes les plus certains de propagation de cette maladie chez l'homme.

3° Qu'en Algérie les chèvres laitières appartiennent à trois races : maltaise, espagnole, indigène, qu'elles ont moins souvent l'infection naturelle que les chèvres de l'île de Malte.

4° Qu'il se fait une importation constante en Algérie-Tunisie de chèvres provenant de l'île de Malte.

5° Que le Gouvernement maltais étant sur le point d'édicter des mesures sanitaires énergiques pour la surveillance et l'élimination des chèvres infectées dans les îles maltaises, on peut craindre que les chevriers de ces îles ne se débarrassent de ces chèvres en les envoyant en Algérie-Tunisie, comme le fait s'est déjà produit à Gibraltar ;

Emet les vœux suivants :

1° Que l'importation des chèvres de provenance étrangère en Algérie et en Tunisie soit soumise à une surveillance sanitaire spéciale pour laquelle la science bactériologique fournit des moyens d'enquête précis (lacto-réaction, séro-réaction, lactoculture, hémo-culture) ;

2° Que les populations d'Algérie et de Tunisie soient informées que le lait de chèvre et même celui de vache

(a) Nous avons souligné quelques dispositions importantes.

peut contenir le germe de la fièvre méditerranéenne et que, par suite, il est prudent de ne boire le lait de chèvre comme celui de la vache qu'après l'avoir fait bouillir.

Ces vœux furent transmis au Ministère de l'Agriculture, au Gouvernement beylical et au Gouverneur de l'Algérie.

Le Gouverneur Général de l'Algérie répondit (1) :

Monsieur le Président,

Vous avez bien voulu me transmettre le texte d'un vœu émis par la Société de Pathologie exotique relativement à la propagation de la fièvre méditerranéenne.

J'ai l'honneur de vous faire connaître que, par arrêté du 4 mars courant, j'ai prohibé l'importation et le transit en Algérie des ruminants de toutes les espèces provenant de l'île de Malte, de leurs viandes fraîches et débris. Des instructions ont été aussitôt données aux préfets et au service de la Douane pour l'exécution rigoureuse de cet arrêté qui vise plus spécialement les chèvres malades propagatrices du microbe de la fièvre méditerranéenne.

Le 22 septembre 1909, le décret suivant du Bey de Tunis prohibe l'importation des chèvres maltaises dans la Régence de Tunis.

Considérant que les animaux caprins, originaires de l'île de Malte, sont agents de transmission de la fièvre méditerranéenne et qu'il y a nécessité, dans l'intérêt de la santé publique, d'interdire leur introduction sur le territoire de la Régence :

1° Sont prohibés l'importation et le transit en Tunisie :

(69) *Bull. de la Soc. de Pathol. exot.*, 1908, p. 193.

a) Des animaux caprins provenant de l'île de Malte;
b) De la viande fraîche et des débris de ces animaux.

Ch. Nicolle et Gobert (38), tout récemment, ont montré que si les conséquences d'un semblable décret avaient été d'abord très heureuses, elles n'ont pas tardé à perdre de leur portée du fait de la profonde infection antérieure de la Tunisie.

Voici ce qu'ils disent :

« L'application du décret du 22 septembre 1909 interdisant l'introduction dans la Régence des chèvres laitières en provenance de Malte, a été suivie d'une diminution notable des cas de fièvre méditerranéenne chez l'homme à Tunis. Cette amélioration, surtout sensible pendant les années 1912, 1913, 1914, a pris fin en 1915, par suite sans doute de l'extension de plus en plus grande de la contagion stabulaire chez les chèvres autochtones.

« Notre enquête récente montre que l'infection méditerranéenne a été sensiblement aussi marquée sur le troupeau tunisien en 1915 qu'elle l'avait été en 1908-1909.

« C'est toujours sur les chèvres de race maltaise que prédomine l'infection. Les chèvres de la race arabe se montrent bien plus rarement atteintes; elles n'offrent pas cependant d'immunité naturelle complète. Il semble que les produits de croisement des deux races se rapprochent, au point de vue de la sensibilité à la contagion, des chèvres de race arabe ; le nombre des métis existant dans les troupeaux n'est cependant pas élevé pour permettre à ce sujet une opinion certaine.

Il est d'ailleurs fort probable que, par suite des contaminations et des passages, le *M. melitensis* acquierra peu à peu à Tunis une virulence qui le rendra, à la longue, aussi dangereux pour la race indigène ou les produits de croisement, que pour les maltaises.

« C'est par contact de chèvre à chèvre dans une même étable que semble s'établir, en général, la contagion. L'importance à ce point de vue des autres animaux domestiques paraît négligeable ; il n'en est sans doute pas de même de l'homme malade ; la promiscuité des chevriers, de leur famille et de leurs bêtes, peut être aussi dangereuse pour les animaux qu'elle l'est à coup sûr pour eux-mêmes. »

En somme, les résultats obtenus par l'interdiction seule de l'entrée d'animaux malades ou suspects sont aléatoires. Comme nous le dirons avec Léger et Dominici-Urbani (55), cette mesure doit passer au second rang dans les moyens à employer par une prophylaxie rationnelle.

Pour renforcer l'action du décret tunisien du 22 septembre 1909, Nicolle et Gobert proposent les mesures complémentaires suivantes :

« Il y a lieu, tout d'abord, de continuer à appliquer sévèrement l'arrêté du 22 septembre 1909 interdisant l'importation des chèvres de provenance maltaise en Tunisie, afin d'empêcher l'introduction de nouveaux animaux malades.

« Cette mesure maintenue, il sera nécessaire de combattre l'infection du troupeau autochtone, dont le danger constitue une menace appelée à devenir de plus en plus grande sans doute pour la santé publique.

« Nous inspirant des heureuses mesures prises à Malte et de nos conditions locales, nous proposerons dans ce but au Gouvernement tunisien :

1° D'instituer un service de surveillance des chèvres laitières et de prophylaxie de l'infection méditerranéenne.

2° Ce service aura pour premier objet la poursuite d'enquêtes bi-annuelles du même ordre que celles qui ont été établies déjà à l'Institut Pasteur et qui devront comprendre toutes les chèvres laitières sans exception, les boucs, les chevreaux, les autres animaux domestiques des étables et même les habitants humains de celles-ci.

3° Les chèvres, dont le sang aura montré un pouvoir agglutinant égal ou supérieur à 80 *(a)*, seront, après un second examen immédiat confirmatif du premier, abattues. Une indemnité sera versée au propriétaire. Cette indemnité variera suivant que la chèvre sera ou non bonne laitière, et n'atteindra, en aucun cas, la valeur marchande de l'animal.

4° Les chèvres, dont le sang aura montré un pouvoir égal ou supérieur à 40, mais inférieur à 80, seront également l'objet d'un second examen, examen supplémentaire qui sera pratiqué un mois après le premier ; si le pouvoir agglutinant n'a pas monté, elles seront considérées comme indemnes ; s'il s'est élevé à 80, elles seront, au contraire, traitées comme les chèvres de la première catégorie.

5° Pour assurer l'application et la sincérité de ces mesures, le port de boutons fixés aux oreilles de toutes les chèvres laitières sera déclaré obligatoire. Des pénalités seront prévues pour les contrevenants.

6° Le service veillera à l'hygiène des étables ; il surveillera l'application des règlements actuels concernant celles-ci

(a) Nicolle et Gobert disent 80 là où d'autres auteurs disent 1/80.

et des règlements nouveaux qui pourront être pris dans le même but.

7° La vaccination préventive des chèvres contre l'infection méditerranéenne par l'emploi de cultures mortes sera tentée sur un certain nombre d'animaux. Elle ne sera généralisée que plus tard, lorsqu'elle aura fait définitivement ses preuves, la vaccination déterminant l'apparition dans le sang des animaux d'un pouvoir agglutinant qui gênerait les enquêtes.

8° Il y aura lieu de rappeler à la population, par voie d'affiches et autres moyens, la nécessité de l'ébullition du lait de chèvre avant sa consommation.

9° La fièvre méditerranéenne sera comprise parmi les maladies dont la déclaration est obligatoire.

10° Ces règles, appliquées d'abord à Tunis, seront ensuite étendues à toutes les villes de la Régence.

« A titre de renseignement, nous avons cherché à établir le nombre de chèvres qui seraient à abattre et dont la perte donnerait lieu à une indemnité, si les mesures que nous proposons étaient adoptées. Ce chiffre aurait été, pour Tunis, de 25 ou 26 maltaises et 3 arabes en 1915, la proportion des animaux à abattre étant très exactement de 1 chèvre sur 51 pour les maltaises, et de 1 sur 1.044 sur les arabes, et notre enquête ayant porté sur presque toutes les maltaises et seulement sur un tiers des arabes.

« Cette proportion, déjà minime, s'abaisserait sans nul doute les années qui suivraient, du fait du bénéfice tiré de la suppression d'animaux malades et contagieux. Il n'en coûterait donc à la ville de Tunis ni un grand effort, ni un sacrifice pécuniaire bien notable pour réduire bientôt à peu de chose le danger considérable qu'offrent à l'heure actuelle les chèvres laitières dans la propagation de la fièvre méditerranéenne.

« Ainsi se trouverait sauvegardée, avec la santé d'un grand nombre de nos concitoyens, une industrie intéressante au point de vue économique, qui fait vivre une population laborieuse et constitue un des attraits pittoresques de notre ville. »

La campagne contre la fièvre de malte a été menée également en Corse, et le Dr ZUCARELLI a soumis les vœux suivants, le 13 décembre 1912, à la Commission sanitaire de l'arrondissement de Bastia :

La Commission sanitaire considérant que :

1° Des cas nombreux de fièvre méditerranéenne ont été signalés à Bastia et dans les cantons environnants.

2° Que l'ingestion du lait de chèvres infectées par le *M. melitensis* est un des modes les plus certains de la propagation de cette maladie chez l'homme.

Il y a lieu de préconiser différentes mesures pour empêcher la contamination des personnes et la propagation de cette affection :

1° Rendre obligatoire la déclaration de la maladie.

2° Avertir par la voie de la presse le public corse du danger qu'offre l'ingestion du lait de chèvre non bouilli.

3° Surveiller les animaux déjà infectés et interdire la vente du lait des animaux reconnus malades.

4° Soumettre à une inspection sévère les étables et les troupeaux de chèvres et interdire l'importation de chèvres maltaises, tunisiennes et algériennes.

5° Demander aux pouvoirs publics que les analyses soient poursuivies sur la fièvre méditerranéenne en pratiquant la séro-réaction, la lacto-réaction, la lactoculture, l'hémoculture dans les localités où séjournent des troupeaux de chèvres malades.

Toutes les mesures prises par les diverses autorités qui ont connu de la matière ou préconisées par les auteurs bien placés pour ne rien ignorer des ravages de la maladie et de son extension croissante peuvent être résumées comme suit :

1° Ajouter la fièvre méditerranéenne à la liste des maladies visées par la loi du 15 février 1902 sur la protection de la santé publique dont la principale disposition est de rendre obligatoire la déclaration des maladies contagieuses chez l'homme.

En Algérie, la fièvre de Malte figure sur la liste des maladies à déclaration et à désinfection obligatoires. L'Algérie est donc ici en avance sur la métropole.

2° Joindre la mélitococcie à la si courte liste des maladies contagieuses des animaux domestiques énumérées au Code rural (art. 29 de la loi du 21 juin 1898) ;

3° Interdire de façon absolue l'entrée en France des animaux de l'espèce caprine.

4° Procéder, toutes les fois que les agents sanitaires le jugeront utile, chez l'homme et chez l'animal, aux recherches que nous avons indiquées dans le chapitre du diagnostic.

Ces mesures générales seront-elles suffisantes ? Bien appliquées, elles seraient capables, croyons-nous, de restreindre le mal et d'arriver même à le circonscrire ; en tous cas, elles suffiraient à empêcher l'invasion de la maladie dans les régions indemnes. Une suspicion légitime pesant sur la chèvre de Malte, il est indiqué, afin de prévenir l'éclosion de nouveaux foyers de la fièvre méditerranéenne, de renseigner tous ceux qui voudraient obtenir du lait de chèvre sur les dangers que peut faire courir ladite chèvre et, nous dirons d'une manière générale, toute chèvre en provenance de régions infectées. *C'est aux Pouvoirs administratifs qu'il appartient ici d'intervenir en dressant très exactement la carte des milieux contaminés et en renseignant le public sur le mode et la facilité de la contamination.*

Aux mesures générales que nous venons d'énumérer, nous devons en ajouter d'autres, par essence prophylactiques, dont quelques-unes, d'ordre individuel, seront peut-être d'une grande efficacité.

Dubois propose de rendre obligatoire la surveillance des animaux producteurs de lait ainsi que des mâles employés à la reproduction pour les espèces ovine et caprine. C'est là une mesure de police sanitaire qui peut être décidée par les Pouvoirs publics. De même que celle qui prohiberait l'usage de la viande de chèvre pour la préparation des produits frais de charcuterie (saucisses, saucisson) et ferait saisir les viscères chez tous les animaux contaminés.

Nous pensons qu'il serait très utile, pour arriver à des résultats pratiques, de faire d'abord *l'éducation des populations des régions contaminées.* On devrait leur indiquer les précautions qu'il convient de prendre pour se mettre à l'abri d'une contagion aussi subtile. Elles visent presque uniquement l'importance du lait comme agent de contamination et elles peuvent se résumer ainsi :

A. *En ce qui concerne le producteur :*

1° Appeler son attention sur la nocuité des urines et du fumier ;

2° Lui dire d'éviter le contact avec les animaux lécheurs;

3° Lui conseiller de se savonner les mains après la traite.

B. *En ce qui concerne le consommateur :*

1° Lui dire de s'abstenir de consommer du lait cru de chèvre ou de brebis. Ces laits pourront être bus sans danger après avoir été portés à l'ébullition;

2° Le mettre en garde contre la transmission de la maladie par la consommation de caillé ou de fromages de fraîche date obtenus avec le lait de ces animaux.

On peut dire, sans crainte d'être démenti, que peu de personnes, producteurs comme consommateurs, savent ce qu'est exactement le lait et surtout la nature des soins dont il doit être l'objet.

Le public doit être renseigné; des affiches, des petites brochures, des « tracts » comme l'on dit de une ou deux pages, trois ou quatre au maximum, en style simple, à la portée de tous, profondément scientifiques dans leur esprit, mais d'une très grande portée pratique dans leur texte, devraient être distribués à profusion. Nous ne nous leurrons pas sur l'efficacité d'une telle entreprise; beaucoup de ces « tracts » seront perdus; la plupart ne seront pas lus; mais ce n'est pas une raison pour ne pas tenter d'effort dans cette direction.

Les prétextes ne manqueront pas pour intervenir près du public : on prendra acte des moindres manifestations d'une épidémie chez l'homme ou l'animal pour essayer de frapper son esprit.

On appellerait un jour son attention sur la signi-

INSTRUCTIONS SUR LA FIÈVRE MÉDITERRANÉENNE

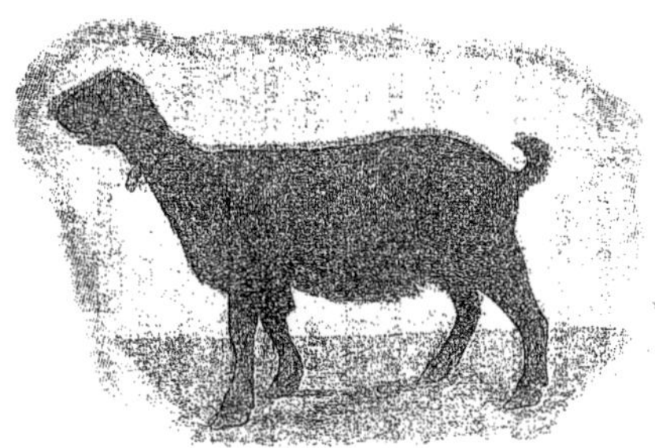

La fièvre méditerranéenne est une maladie commune à l'homme et aux animaux. Parmi ceux-ci, *ce sont les chèvres qui sont le plus souvent atteintes.*

Elle est facilement transmissible de la chèvre à l'homme, de la chèvre à la chèvre, et de l'homme à la chèvre. *L'homme se contamine en buvant du lait cru de chèvre malade* ou en consommant du caillé ou des fromages de fraîche date fabriqués avec ce lait.

Les chèvres se contaminent entre elles par la cohabitation ou encore par la saillie d'un bouc malade.

L'homme sain peut se contaminer en faisant la traite, car si ses mains présentent des écorchures, celles-ci seront fatalement souillées par le lait provenant de chèvres malades.

L'homme sain peut transporter, lors de la traite, l'agent de la maladie d'une mamelle à une autre mamelle.

L'homme malade, en urinant dans l'étable, répand également les germes de la fièvre.

Chez l'animal, la maladie n'a que des symptômes très peu marqués. L'attention du fermier doit être attirée par les *avortements* qui se succèdent dans son troupeau.

Chez l'homme, la maladie est caractérisée par une fièvre de longue durée présentant des rémissions, d'où le nom qu'on lui donne parfois de « fièvre ondulante ».

La maladie apporte, dans le sang de l'homme et des animaux atteints, des modifications telles que l'examen d'une petite quantité de sang peut déceler l'existence de la fièvre méditerranéenne. Cet examen est, jusqu'ici, un des meilleurs moyens qui aient été préconisés en vue de la rechercher pour la combattre.

Pour éviter la maladie :

I. CHEZ L'HOMME

1° Ne pas consommer de lait cru ; *le faire toujours bouillir avant de le boire ;*

2° Faire le caillé et les fromages avec du lait qui aura été chauffé à 65 degrés pendant un quart d'heure ; le chauffage du lait dans ces conditions ne nuit pas à la fabrication des fromages.

3° *Se laver les mains avant et après la traite,* se les rincer énergiquement en passant d'un animal à l'autre.

II. CHEZ L'ANIMAL

1° Ne faire couvrir les chèvres que par un bouc reconnu sain ;

2° Au premier avortement qui se produit dans une exploitation, prévenir le vétérinaire qui procédera à l'examen du sang de tous les animaux de l'étable et prendra les mesures qui s'imposent ;

3° Il est recommandé de nettoyer fréquemment les étables, de renouveler très souvent la litière, d'éviter la stagnation des purins qui doivent être évacués vers une fosse que les animaux ne pourront pas aborder.

fication des avortements répétés dans une même exploitation, une autre fois sur le danger de la contamination par le lait cru; on l'engagerait à chauffer le lait à 65 degrés pendant un quart d'heure avant d'en faire du fromage; bref, les sujets à traiter ne manqueraient pas et les enseignements à tirer de leur exposé seraient, à n'en pas douter, profitables.

La distribution de ces « tracts » incomberait au Département et à la Commune.

Nous donnons ici un projet d'affiche dont le texte pourrait être heureusement complété par l'introduction du dessin du Dr Vicherat, publié p. 50.

La consommation du lait cru de chèvre infectée étant la principale cause de la contamination de l'homme par le microcoque de Bruce, il est clair qu'en luttant contre elle, on doit obtenir les meilleurs résultats prophylactiques.

C'est ce qui résulte de la campagne qui a été entreprise dans l'île de Malte par l'Autorité militaire.

Dès 1907, le lieutenant gouverneur de Malte Murewether (70) signale la grande réduction de la morbidité dans les troupes de terre et de mer faisant suite à la proscription de l'emploi du lait cru et fait remarquer qu'il n'en est pas ainsi dans la population civile chez laquelle, malgré les conseils et les circulaires, on emploie encore le lait de chèvre sans avoir la précaution de le faire bouillir.

La relation de Eyre (71) est également très suggestive.

(70) Murewether (E.-M.), Malta and mediterranean Fever (*The Lancet*, 5 oct. 1907, p. 972).

(71) Eyre (J.-W.-H.), The incidence of mediterranean fever in

« La consommation du lait de chèvre cru fut prohibée dans les corps de troupe de la marine anglaise à Malte, en juin 1906, et remplacée par celle du lait condensé. Le nombre annuel moyen des cas de fièvre méditerranéenne était, dans les six précédentes années de 240. L'année 1906, année de transition, le nombre de cas fut de 105, en 1907 de 12, en 1908 de 6, en 1909 de 10, en 1910 de 3. Dans l'armée de terre, la moyenne annuelle était de 315 cas, en 1906, il y eut 30 cas, en 1907, 9, en 1908, 5, en 1909, 9 cas et en 1910, un cas.

« *Aucune mesure d'hygiène générale n'a été prise, depuis 1906, qui puisse expliquer cette diminution brusque de la fièvre méditerranéenne, qui a coïncidé au contraire avec la suppression de l'alimentation au lait cru de chèvre.*

« A la suite des mesures prises par les Autorités sanitaires civiles, pour la recherche des chèvres infectées, les laitiers vendirent beaucoup moins de lait, qu'ils se mirent à consommer eux-mêmes, ce qu'ils ne faisaient pas auparavant. C'est à ce fait que paraît tenir l'augmentation, en 1906, dans la population civile, du nombre des cas, qui a monté du chiffre moyen de 632, à 700 en 1906. A partir de 1907, on commença à sacrifier les chèvres reconnues infectées. En 1907, 502 cas furent comptés dans la population civile, en 1908, 456, le même nombre à peu près en 1909. De mars 1909 à mars 1910, furent sacrifiées 461 chèvres

Malte and its relationship to the size of the goat population (*The Lancet*, 13 janvier 1912.

laitières chez qui avaient été trouvé le *M. melitensis*. Et l'on voit le nombre des cas descendre en 1910, à 318 (moyenne annuelle avant les mesures prises, 632).

« L'amélioration manifeste de l'état sanitaire en ce qui concerne la fièvre méditerranéenne à Malte, paraît donc être liée à la prohibition du lait cru des chèvres dans l'alimentation, pour ce qui concerne les troupes anglaises, et dans la diminution des chèvres infectées, réservoir de virus, pour ce qui concerne la population maltaise. Le nombre total des chèvres est descendu de 17.100 en 1907, à 7.619 en 1910 dans les îles maltaises ».

Les observations qui précèdent nous montrent que si le consommateur prenait toujours la précaution de faire bouillir le lait avant de le prendre, et si le producteur fabricant de fromages, consentait de son côté à chauffer son lait, seulement à 65 degrés pendant un quart d'heure, opération qui ne saurait nuire à l'emprésurage, on supprimerait ainsi la cause la plus importante du développement de la fièvre méditerranéenne.

C'est donc dans l'ébullition domestique du lait, lorsqu'il s'agit de consommation individuelle, dans la pasteurisation préalable avant d'en faire du fromage, que se trouve l'essence des mesures prophylactiques à préconiser dans la lutte contre la dissémination de la fièvre méditerranéenne. L'analyse chimique ne saurait fournir ici la moindre indication pratiquement utile.

CHAPITRE VIII

L'ANALYSE CHIMIQUE DU LAIT ET LA FIÈVRE MÉDITERRANÉENNE

Aucun des auteurs qui ont observé la transmission de la fièvre méditerranéenne à l'homme à la suite de la consommation par ce dernier du lait d'une chèvre malade n'a signalé de modifications appréciables dans l'aspect et la composition du lait.

Objectivement, le lait ne paraît pas modifié du fait qu'il contient du *M. melitensis* et si quelques cas de « tourne » ont été constatés, il ne semble pas qu'il faille les mettre uniquement au compte du microbe de Bruce ; nous en avons donné les raisons antérieurement.

Le silence qui a donc été fait sur les modifications qu'on pouvait croire, *a priori*, devoir exister dans le lait sécrété par une femelle atteinte de mélitococcie nous montre du moins qu'on n'a pas pensé un instant à recourir ici à l'analyse chimique pour fixer l'étendue du dommage.

En pouvait-il être autrement? Nous ne le pensons pas et nous allons en donner les raisons (72).

(72) Ch. Porcher, Une question d'hygiène sociale : la question du lait. Examen d'ensemble (*Biologie Médicale*, mars 1911).

L'analyse chimique du lait ne vise, à l'heure présente, il importe de le répéter, que les constituants *massifs* de cet aliment, elle est des plus grossières et croit avoir tout dit — ou du moins beaucoup se contentent de ce qu'elle dit — quand elle a donné le taux de la matière grasse, du lactose, de la caséine et des cendres. Elle passe donc, en raison de l'insuffisance de nos procédés de recherches, à côté d'éléments très importants et l'on peut dire ici que la chimie n'est pas à même de nous garantir la consommation d'un lait impeccable. Elle fait, en quelque sorte, faillite aux engagements qu'autrefois on se serait peut-être cru en droit de prendre en son nom ; elle ne pourra donc nous dire si un lait contient ou non le *M. melitensis*, ce que l'on conçoit d'ailleurs très bien, les méthodes bactériologiques étant d'une nature différente de celle des méthodes chimiques.

Il ne faut pas se placer sur le terrain de l'analyse chimique dans l'appréciation hygiénique d'un lait.

Les conclusions de l'analyse chimique sont incomplètes et trompeuses ; elles nous procurent une fausse sécurité.

Que peut-elle nous dire lorsqu'il s'agit de la tuberculose ou de la fièvre typhoïde? Très peu de chose, pour ne pas dire rien.

Entre toutes les maladies de la vache laitière susceptibles de se transmettre à l'homme par le lait, c'est la tuberculose qui préoccupe le plus l'opinion médicale et l'opinion publique. Dans cette affection qui, chez la vache, revêt une allure chronique, la sécrétion lactée est compatible, pendant un certain temps, avec les *apparences d'une bonne santé*, et *c'est là qu'est le danger*, *dans l'insidieux de la contamination.*

La glande mammaire, en l'absence de lésions macroscopiques, sert souvent, en quelque sorte, d'émonctoire au bacille tuberculeux et comme la tuberculose est très répandue dans l'espèce bovine comme dans l'espèce humaine, on voit que la contamination tuberculeuse est toujours à craindre et qu'il est difficile d'échapper à l'infection qui en résulte. Aussi, n'y échappons-nous pas, nous nous défendons voilà tout, bien ou mal, contre l'ennemi qui a tant d'occasions et des occasions si souvent renouvelées d'envahir la place, c'est-à-dire notre organisme.

Un lait tuberculeux pourra très bien répondre, par sa composition chimique, aux moyennes légales. Il sera donc pur *chimiquement*, mais il ne sera pas pur *hygiéniquement*.

Rappelons également ici ce qui s'est passé à Couterne, dans l'Orne, il y a quelques années, car les faits sont évidemment très suggestifs ; leur filiation est, du reste, facile à établir.

Autour d'un puits de ferme, fosse à purin, tas de fumier et détritus de toutes sortes. La fermière, atteinte d'une fièvre typhoïde bénigne, qui l'empêchait à peine de vaquer à ses occupations, y déversait journellement ses déjections. Voilà donc une personne très contagifère qui va semer la mort autour d'elle.

A la suite d'un orage épouvantable, le puits est largement infecté. Les eaux servant au lavage des pots à lait deviennent la cause d'une épidémie de fièvre typhoïde qui frappa exclusivement les buveurs de lait de la ferme en question : soixante cas sont observés et la mortalité est assez forte. Couterne est devenue un centre d'irradiation de la fièvre typhoïde déversée sur Paris, Evreux, la Bretagne, par des personnes qui étaient venues se reposer dans ce petit coin de Normandie et boire du lait cru.

Le laboratoire consulté ne put conclure comme il aurait fallu, car il est bien évident que, dans ce cas, l'analyse chimique ne pouvait fournir aucun renseignement ; *le lait de Couterne aurait pu être bon, très bon même, au point de vue chimique ; il n'en était pas moins un aliment dangereux.*

L'analyse bactériologique aurait dû, il est vrai, se superposer à l'examen chimique, car elle seule pouvait donner la raison efficiente de l'épidémie par la constatation de la bactérie spécifique dans le lait, mais il s'agit là d'une opération délicate. D'abord, il n'est pas toujours très facile de différencier le bacille d'Eberth des *coli* plus ou moins éberthiformes ou des simples *coli* qui souillent généralement le lait malproprement *trait*: ensuite, il faut bien reconnaître que le résultat, en venant après la déplorable constatation d'une épidémie très meurtrière de fièvre typhoïde, ne pouvait comporter de sanction très efficace. Dans le cas dont il s'agit, en effet, le puits, cause de tout le mal, fut fermé — ç'eût été la mesure à prendre avant l'éclosion de l'épidémie — avant que le laboratoire consulté n'ait répondu.

Nous avons pris le soin de souligner quelques termes en parlant tout à l'heure de la vache productrice d'un lait tuberculeux. Cet animal, avons-nous dit, *peut avoir les apparences d'une bonne santé et c'est là qu'est le danger, dans l'insidieux de la contamination.* Or, *c'est justement ce que nous rencontrons chez la chèvre mélitococcique;* elle semble se porter tout à fait bien et les troubles de sa santé sont fugaces et échappent à l'observateur. Dans de telles conditions, pourquoi, comment soupçonner son lait d'être infectant?

L'analyse chimique du lait, nous ne saurions nous lasser de le répéter, est loin d'être tout dans le contrôle du lait, contrôle tout court, contrôle sans qualificatif.

C'est même peu de chose, car un lait qualifié bon, très bon même par le laboratoire de chimie, peut très bien présenter, ainsi que nous le savons, des dangers au point de vue hygiénique. Si, d'un côté, les limites de l'analyse chimique du lait ne sauraient être inflexibles et si le pur chimiste ne sait pas suffisamment que leurs fluctuations sont sous la dépendance d'un grand nombre de facteurs dont les principaux sont l'alimentation et surtout la race, il ne faut pas ignorer, dans le sens opposé, qu'un lait pourra se tenir dans les limites de la pureté telle qu'elle est qualifiée par l'analyse chimique et *cependant être souillé de germes pathogènes qui n'altèrent pourtant en rien, par leur présence, l'aspect extérieur du lait et ses qualités purement nutritives.* Ce lait est dangereux et que de plus frappants exemples en donner que ceux qui nous sont offerts par les nombreuses épidémies de fièvre typhoïde et de fièvre méditerranéenne, dues au lait; on ne les compte plus aujourd'hui.

La fameuse charte sur la répression de la fraude, la loi du 1er août 1905, ne peut donc suffire à assurer au public la consommation d'un bon lait. Elle est ici inopérante.

Ce n'est pas parce qu'un inspecteur des fraudes poursuivra le fraudeur avec la dernière énergie, que du même coup nous verrons s'évanouir tous les dangers que peut faire courir le lait malpropre.

Et ce que nous entendons ici par lait malpropre, ce n'est pas un lait qui, au premier aspect, est répugnant : certes non, et comme le lait propre, il peut être très engageant, mais il se distingue de celui-ci par les conditions dans lesquelles il est produit et qui en font une *véritable culture microbienne*.

Est-ce qu'il n'était pas, en effet, très engageant le lait que le chevrier distribuait à ses clients sur la voie publique en le trayant devant eux à Saint-Girons, puis à Foix ? Il sema cependant la fièvre méditerranéenne chez l'homme dans ces villes de l'Ariège (56).

Beaucoup de lait de chèvre mélitococcique est consommé peu après la traite, c'est-à-dire dans des conditions où le développement microbien d'origine externe, quel que soit le manque de soins apportés par le trayeur, est négligeable, sinon nul. Le lait n'en est pas moins *malpropre* dans le sens strictement hygiénique du mot, parce qu'il est *malade*, parce qu'il contient le microbe spécifique, parce qu'il constitue une véritable culture du *M. melitensis*, qui ne résulte plus, cette fois, d'une souillure après la traite, c'est-à-dire d'origine *extra*, comme c'est le cas pour le lait ensemencé de bacilles typhiques, mais bien d'une pollution avant la traite, c'est-à-dire d'origine *intus*.

Toutes ces observations nous amènent à établir un

parallèle très étroit entre l'analyse de l'eau et celle du lait.

Pour l'analyse du lait comme pour celle de l'eau, il est possible de distinguer trois périodes dans son développement historique ; nous les désignerons sous les noms d'organoleptique, de chimique, de microbienne ou d'hygiénique.

Dans la première période, l'organoleptique, on s'en remet uniquement aux sensations que nous fournissent la vue, l'odorat, le goût, pour reconnaître si un lait est bon ou mauvais.

Si insuffisant que soit ce moyen d'appréciation du lait, il faut toutefois reconnaître qu'il est susceptible de rendre de grands services, lorsque l'éducation des sens est affinée par une pratique assez longue. Les dégustateurs qu'emploient les Sociétés laitières de Copenhague arrivent à posséder une grande acuité du sens du goût, et arrêtent ainsi tout au début et, comme on le voit, de la façon la plus simple, des laits qu'ultérieurement l'analyse chimique ou bactériologique trouve, en effet, défectueux.

Le dégustateur opère vis-à-vis du lait tout comme l'inspecteur des viandes à l'abattoir. Les moyens d'investigation ne sont guère différents de ceux que celui-ci possède et force lui est de recourir à l'analyse chimique ou bactériologique dans la majorité des cas, pour être précis.

La chimie, c'est la seconde période, vient donc en aide aux sens insuffisants. Mais, bien que l'analyse chimique soit d'une utilité incontestable, bien qu'elle puisse être généralement à même de nous renseigner sur la nature et la grandeur des fraudes qui sont opérées sur le lait, il est des cas où les indications qu'elle fournit ont besoin d'être complétées par les investigations des méthodes de la microbiologie.

L'analyse chimique vient à la fin de la carrière commerciale du lait, lors de la vente. A ce moment, le contrôle devrait être essentiellement rapide, car les laboratoires municipaux ne sauraient agir très efficacement dans la répression des fraudes du lait, tant du moins que le commerce de cet aliment ne sera pas modifié.

L'éparpillement de la matière première, la multiplicité des mains par lesquelles elle passe, son altérabilité qui fait que la consommation suit le plus souvent et de très près la vente, tout cela contribue à éloigner le lait des autres denrées alimentaires, vins, huiles, farines, chocolats, sirops, qui en raison de leur conservabilité plus grande sont justiciables de l'enquête, quelquefois longue, pratiquée au laboratoire municipal, selon les indications des méthodes chimiques.

Ici, le résultat de l'analyse arrive lorsque le lait est déjà consommé ; le mal peut être fait.

Le laboratoire ne peut guère atteindre que la fraude grossière, écrémage, mouillage, *mais il se montre impuissant dès qu'il s'agit de remonter aux qualités hygiéniques du lait*, lesquelles, à notre avis, sont les qualités essentielles. C'est que le lait, après tout, n'a jamais été pris pour un aliment exclusif, et aujourd'hui sa valeur bromatologique n'est plus discutée au point d'attacher une importance primordiale à sa plus ou moins grande richesse en graisse, caséine ou lactose ;

ce que l'on recherche en lui, c'est sa grande digestibilité et son *innocuité microbienne*.

Les griefs que nous venons d'adresser à l'analyse chimique sur la lenteur de ses investigations et sur ce fait capital que son résultat arrive toujours trop tard, nous pourrions tout aussi bien les adresser à l'analyse microbienne qui fournit ses résultats encore plus tardivement que l'analyse chimique.

Dans un cas comme dans l'autre, l'analyse, tant chimique que microbienne, nous fait donc l'effet d'un pur constat d'huissier ; elle signale des faits fâcheux tout en se montrant dans l'impossibilité d'en empêcher le retour. *Il en sera ainsi de toutes les épidémies d'origine lactée, tant qu'on n'aura pas dressé pour le lait un statut spécial que réclame son importance alimentaire tous les jours croissante, sa nature chimique qui le rend si altérable, sa souillure microbienne aux suites parfois si graves. Jusqu'alors, le lait coupable sera toujours examiné au point de vue microbien, alors que ses méfaits ne se compteront plus.*

Qu'en faut-il immédiatement conclure ?

C'est que la visite à la ferme s'impose et tout esprit non buté reconnaîtra que seul peut être efficace le contrôle hygiénique de la production du lait, *contrôle à allure préventive*, qui s'adresserait, comme nous l'avons dit, à toutes les phases de la production. En l'espèce, pour en revenir aux cas qui, tout à l'heure, ont si bien servi à illustrer notre raisonnement, la fermeture du puits souillé à Couterne — et ne devait-il pas fatalement être souillé un jour ou l'autre, étant donné son emplacement? — aurait évité une grave épidémie et l'élimination de la production laitière des chèvres infectées de mélitococcie n'arrêterait-elle pas net le développement d'une épidémie de cette maladie chez l'homme.

Disons bien haut que la question du bon lait — *et qui dit bon lait dit avant tout lait propre* — est toujours dominée, sous ses aspects les plus divers, par la question *ferment.*

Un lait pur, un bon lait, n'est plus celui qui, par sa composition, répond aux moyennes réglementaires, c'est celui qui n'est pas ensemencé et comme la pureté du lait ne veut pas dire purification ultérieure d'un lait antérieurement malpropre, mais, bien au contraire, pureté dès l'origine, il s'en suit que le contrôle du lait doit revêtir une allure préventive.

Ni l'analyse microbienne, ni l'analyse chimique, nous l'avons dit, n'ont de sanctions efficaces lorsqu'elles s'adressent à un lait en train de circuler ; après qu'il a été procédé au prélèvement des échantillons, le reste du lait continue sa route et se rend chez le consommateur.

Mais, du moins, l'introduction des méthodes du laboratoire de microbiologie sur le terrain du lait — et nous avons vu quel large et fructueux usage on en fait pour le diagnostic et la prophylaxie de la fièvre méditerranéenne — a-t-elle eu cet avantage précieux, inestimable, d'attirer l'attention sur les *souillures dont le lait peut être l'objet déjà à la ferme, avant même qu'il ne soit trait*, et de montrer que c'est vers le contrôle de la production que doivent porter les efforts de ceux qui veulent garantir à la consommation un fait exempt de reproches.

Supposons pour un instant, qu'avant les recherches de la Commission anglaise, on ait eu la pensée d'incriminer la chèvre et avec elle, son lait, dans la propagation de la fièvre de Malte. On aurait sans nul doute consulté le laboratoire de chimie ; sa réponse eut été négative et en jugeant le lait *chimiquement bon*, il aurait autorisé la consommation d'un lait *microbiologiquement mauvais*.

Tous les efforts doivent donc porter sur les *bonnes conditions de la production du lait*. C'est là une expression qui doit être très élargie.

Nous y comprendrons en effet, la parfaite santé de l'animal, la chèvre dans le cas plus particulier visé dans ce travail, l'hygiène de son habitation qui nous entraînera à prévenir toute contamination par l'urine, la propreté de la traite qui, si elle est bien observée, évitera la contamination du trayeur par l'animal, ainsi que le transport du germe de mamelle à mamelle, par les mains de ce trayeur.

C'est à la *source* du lait que la surveillance de cet aliment doit surtout s'exercer, et il n'est pas de maladie qui nous a mieux montré l'importance et la signification de ce contrôle du début que la fièvre méditerranéenne.

Il y a quelques années, à la Chambre, la question du lait a donné lieu à un débat intéressant dans lequel, une fois de plus malheureusement, certains de nos législateurs ont fait preuve d'une parfaite incompétence. Surveiller le lait à Paris, a-t-on dit, c'est bien, mais cela suffit, car à quoi bon exercer cette surveillance dans les fermes.

Raisonner ainsi, c'est faire montre, nous semble-t-il, d'une méconnaissance absolue des intérêts primordiaux de l'hygiène, c'est prendre la question à rebours, car jamais le contrôle du lait à la fin de sa carrière commerciale ne nous permettra de préjuger de sa qualité au point de départ.

Au nom de l'hygiène, on a le droit de pénétrer dans les logements insalubres et de demander les améliorations indispensable, mais rien n'a été fait encore, en dehors des maladies contagieuses, en ce qui concerne les étables insalubres, que cette insalubrité soit le fait d'une mauvaise hygiène de l'habitation ou résulte de la présence d'animaux contagifères. La distinction n'est, cependant, pas capitale. Elle n'existe même pas, dirons-nous.

Ce qui a semblé effaroucher nos législateurs, lorsqu'on est venu leur parler de contrôler la production du lait, c'est évidemment l'appareil qui envelopperait une telle inspection. « Si d'aventure, a dit l'un d'eux, un contrôleur officiel met le pied dans une ferme, il la rend suspecte; dès le lendemain de sa visite, le cultivateur est traité comme un homme dont on ne peut plus acheter les produits en sécurité. » Il y a là, croyons-nous, beaucoup d'exagération, car, dès l'instant où toutes les fermes seraient inspectées, aucune d'elles ne deviendrait plus particulièrement suspecte : là, où tout le monde peut être soupçonné, personne ne l'est plus et l'on sait bien aujourd'hui que lorsqu'un inspecteur des fraudes vient faire un prélèvement dans un magasin de denrées alimentaires, cela n'implique nullement que les marchandises qu'il emporte aux fins d'analyse soient nécessairement fraudées.

Au surplus, *dans les régions infectées par la fièvre méditerranéenne, il faudra bien procéder à l'examen de toutes les étables*. Il n'y aura nulle contrainte spéciale pour l'un ou l'autre des fermiers, tous seront traités sur le même pied et l'on ne manquera pas de leur faire remarquer que les mesures dont l'exécution pourra être décidée seront prises dans leur propre intérêt tout aussi bien que dans celui de leur clientèle.

L'examen du lait tout à l'origine doit donc être l'objet des vœux de tous ceux qui s'occupent de laiterie d'une façon générale.

Nul n'ignore que le lait, une fois recueilli, peut se soustraire, assez facilement et malheureusement, à une surveillance efficace ; mais, ce qui ne saurait échapper à l'œil de l'inspecteur, c'est l'organisation tout entière de la vacherie, la santé de ses habitants.

Le raisonnement tenu au Parlement manquait vraiment de logique et témoignait d'une méconnaissance absolue de la philosophie scientifique et économique de la question.

Pour certains de nos représentants — c'est la conclusion que l'on peut tirer de leurs conceptions — il est permis aux cultivateurs producteurs de lait, dont la ferme est tenue d'une façon déplorable ou habitée par des animaux infectants, de donner la fièvre typhoïde ou la fièvre méditerranéenne à leurs clients qui consomment du lait cru, mais il reste interdit au laitier de vendre du lait mouillé avec de l'eau propre ou écrémé partiellement à la centrifuge. Où se trouve cependant le lait dangereux ?

Ce n'est pas violer la propriété, pour rester dans l'esprit de la discussion de la Chambre, que d'entrer chez un crémier pour prélever un échantillon de son lait destiné à être analysé, la loi et son règlement d'administration ayant au surplus prévu les formes à employer; mais, on viole la propriété dès l'instant où l'on veut pénétrer dans une ferme mal tenue ou qui loge des animaux malades, afin de s'assurer si l'on ne se trouvera pas exposé à boire un lait qui vous rendra malade un jour ou l'autre à la suite d'une contamination toujours possible, sans cesse menaçante. Avouons qu'il y a là une distinction par trop subtile.

Dès l'instant où vous faites commerce d'une denrée susceptible d'être fraudée, votre domicile peut être visité à tout moment par les agents désignés pour faire des prélèvements, en vertu d'un pouvoir dévolu à ces derniers par la loi sur les fraudes; mais on n'a pas le droit de pénétrer dans une ferme sans qu'on ait auparavant déclaré son étable infectée. La loi sur la police sanitaire est l'unique *Deus ex machina* qui permette au vétérinaire et pour un objet bien précisé, les seules maladies contagieuses comprises dans la loi, d'entrer dans la ferme.

C'est pourquoi, dans le chapitre où nous avons étudié la police sanitaire de la fièvre méditerranéenne, nous demandons, avec tous les auteurs qui ont traité la question, l'inscription de cette maladie à côté de celles qui sont déjà mentionnées dans le Code rural.

Mais nous estimons que *la visite du vétéridaire sani-*

taire ne devrait pas se limiter au seul examen des animaux de l'étable. La subtilité de la contagion, la possibilité de la voir s'exercer par les urines, les fumiers, la traite, tracent au vétérinaire le devoir d'exercer sa critique sur d'autres points qui sont ici de grande valeur.

Limiter son intervention à la recherche des moyens prophylactiques à préconiser pour empêcher la propagation de la maladie chez les animaux de l'espèce caprine serait faire œuvre incomplète et vaine.

Le vétérinaire, armé ou non des moyens dont dispose l'arsenal des lois et règlements, en appelant l'attention du propriétaire sur toutes les circonstances qui peuvent faciliter la contamination d'animal à animal, d'animal à homme et aussi d'homme à animal remplit un rôle extrêmement utile. Il est un agent important au service de l'hygiène générale ; sa fonction grandit en utilité et en prestige, car il est devenu comme un médecin de l'homme de l'ordre préventif, situation somme toute très enviable, car la méthode préventive offre avec moins de déboires, plus de résultats que la méthode curative.

CONCLUSIONS

Le présent travail comporte les conclusions suivantes :

I. — La mélitococcie est une maladie microbienne, aisément contagieuse pour l'homme, sévissant surtout dans l'espèce caprine.

Ce sont les chèvres de Malte qui en sont le plus fréquemment atteintes. C'est de Malte que la maladie semble avoir rayonné vers les autres pays.

II. — L'homme se contamine presque uniquement en buvant du lait cru de chèvres malades, ou en consommant du caillé ou des fromages faits avec ce lait.

III. — L'homme qui habite un milieu infecté ne devra boire du lait de chèvre qu'après l'avoir fait bouillir; il devra également se garder de consommer du fromage de chèvre à moins que celui-ci ne soit de fabrication déjà ancienne.

IV. — Toutes les mesures prophylactiques générales

à préconiser contre la maladie, doivent s'inspirer surtout du danger que crée à l'homme le voisinage des chèvres malades.

Il y a donc lieu d'ajouter la fièvre méditerranéenne à la liste des maladies contagieuses des animaux domestiques inscrites dans le Code rural.

En admettant qu'une prophylaxie collective puisse donner chez l'homme des résultats complètement heureux, cela ne sera possible qu'après une action énergique des moyens dont pourra alors disposer la police sanitaire vis à vis du cheptel caprin contaminé.

TABLE DES MATIÈRES

Lyon. — Imprimerie A. REY, 4, rue Gentil. — 71033

www.ingramcontent.com/pod-product-compliance
Ingram Content Group UK Ltd.
Pitfield, Milton Keynes, MK11 3LW, UK
UKHW012234240726
13966UKWH00003B/1091